Heinz Grill
Ernährung und Karma

Heinz Grill

# Impulse für eine neue Ernährungskultur

# und

# Mensch und Karma

Zwei Vorträge vom 4. Mai 2019

in Herzele, Belgien

Redigiert von Stephan Wunderlich,
vom Autor nicht mehr durchgesehen

Stephan Wunderlich Verlag

Copyright 2019

Gorheimer Straße 16
D-72488 Sigmaringen

Tel :  +49 (0)7571 725736
Fax : +49 (0)7571-1854997

E-mail : info@stw-verlag.de
Internet : www.stw-verlag.de

Autor : Heinz Grill, www.heinz-grill.de


ISBN 978-3-9819041-6-1

# Inhalt

# Vorwort

Unsere gesamte Kultur und so auch unsere Ernährungskultur ist sehr stark geprägt von einem Überfluss an Informationen. Dieser Überfluss an Informationen, den wir jeden Tag in uns hineinnehmen, macht es kaum noch möglich, geeignete Wege zu finden zu wirklicher Erkenntnis und tieferen Empfindungen.

Das Anliegen von Heinz Grill in diesen zwei Vorträgen in Herzele, Belgien, war vor allem, nicht noch eine weitere Fülle an Informationen zu den bereits bestehenden hinzuzufügen, sondern vielmehr geeignete Bilder darzustellen, die eine geistige Wirklichkeit beschreiben können. Diese Bilder werden in der Anthroposophie „Imaginationen" genannt.

Im ersten Vortrag „Impulse für eine neue Ernährungskultur" beschreibt er anhand von Bildern und Beispielen den heutigen Umgang mit der Ernährung und daneben vor allem praktische Möglichkeiten, wie eine neue und richtungsfreie Ernährungskultur aussehen kann.

Im zweiten Vortrag „Mensch und Karma" beschreibt er in einfachen Bildern, wie wir uns ein Leben nach dem Tode vorstellen können und wie diese seelisch-geistigen Realitäten dann wieder zusammenhängen mit diesem Leben und im Speziellen mit der Ernährung.

Diese beschreibenden geistigen Bilder bieten die Möglichkeit, wenn man sie nicht nur annimmt oder wie Informationen in sich hineinnimmt, sondern sie sich aktiv und sogar auch wörtlich vorstellt, dass sie zu tieferen Erkenntnissen führen können.

Das Ergänzen und Vertiefen der heutigen Informationskultur mit Inhalten und Vorstellungen ist verbunden mit einem individuellen Entwicklungsschritt. Er bedeutet die konkrete Ausbildung unserer Bewusstseinskräfte des Denkens, Fühlens und Wollens und fördert am günstigsten die Entwicklung einer freien Ich-Stellung im Leben. Mit dem Weiterdenken der Imaginationen zu eigenständigen Vorstellungen kann der Leser sein Bewusstsein ordnen und einen ersten Schritt zu tieferen Erkenntnissen setzen.

Gerade in dieser Bemühung sehe ich verschiedene Möglichkeiten für eine neue Ernährungskultur, die die heutige Informationskultur mit tieferen Empfindungen bereichern kann. Es entstehen damit keine neuen Ernährungslehren, sondern tiefere Erkenntnisse und Empfindungen zur Nahrung. Das ist ein großer Unterschied. Eigene Erkenntnisse bringen schließlich Inhalt und damit tieferen Sinn in das Leben.

Die geistigen Erkenntnisse sind deshalb nicht zu verstehen wie eine neue Richtung oder wie eine neue Ernährungslehre, sie verbinden vielmehr die verschiedenen Ernährungslehren und Richtungen, die es schon gibt, und ermöglichen jedem Interessierten die Entwicklung eines richtungsfreien Umgangs mit Ernährung. Gerade die Ernährung sollte frei von Vorschriften und Ideologien sein. Ich hoffe, dass Sie mit den Imaginationen in dieser Broschüre einen Schlüssel zu eigenen Erkenntnissen und vor allem eine tiefere Beziehung zur Nahrung finden.

Mein Dank gilt Heinz Grill für das Kommen nach Belgien und auch meinen Kollegen, ohne die kein rhythmisches und aufbauendes Zusammenwirken in der Organisation der Vorträge möglich gewesen wäre.

Mit herzlichem Gruß aus Belgien

Peter Vandermeersch

Dozent, Koch und Forscher zu Ernährung und Bewusstsein

# Impulse für eine
# neue Ernährungskultur

## Vortrag vom 4. Mai 2019 in Herzele

Dankeschön für die Einführung und für die Einladung nach Belgien. Ich bin sehr gut hier in Belgien empfangen worden und freue mich, dass ich jetzt vor einem interessierten und relativ breiten Publikum über zwei große Themen sprechen kann. Ich hoffe, dass wir einigermaßen zurechtkommen mit der Übersetzung.

Wir haben zwei Themen, die auf den ersten Blick sehr unterschiedlich erscheinen. Das erste Thema betrifft die Ernährungskultur. Das zweite ist sehr spirituell orientiert und handelt über das sogenannte *karma*.

Für dieses erste Thema möchte ich aber sogleich auch einige Hintergründe hereinführen, die auf das zweite Thema hinüberleiten können. Die Schwierigkeit meiner Ausführungen – sei es in Vorträgen, sei es in Büchern oder allgemein in bestimmten Lehrveranstaltungen – liegt hauptsächlich darin, dass ich nicht von dem heute üblichen Konsumgedanken ausgehe. Wenn die Aufmerksamkeit vor allem auf die Möglichkeit der Kultur mit Ernährung hingelenkt wird, so spreche ich natürlich nicht nur von der rein äußeren Frage der Gesundheit, sondern von einem möglichen Potential, das der Mensch in der Ernährung bzw. in der Beziehung zu seiner Ernährung freisetzen kann. Ich bemühe mich aber so praktisch und einfach die Gedanken zu schaffen, wie es nur im Moment für mich möglich ist.

## Die Frage nach dem Was und
## die Frage nach dem Wie

Jedenfalls kann man sich, wenn man ein kleines Bild einmal aufbauen möchte, schon die Frage danach stellen, ob man eigentlich genau weiß, was man isst. Was sind Nüsse, was sind Tofuprodukte, was sind Milchprodukte, was sind Getreideprodukte? Diese Fragen können sich durchaus in etwas tieferer Weise auch stellen als nur auf dem rein äußeren Plan der Mineralien, Vitamine, Proteine usw.. Die Betrachtung einer Kultur der Ernährung jedenfalls führt uns zu zwei ganz wesentlichen Fragen.

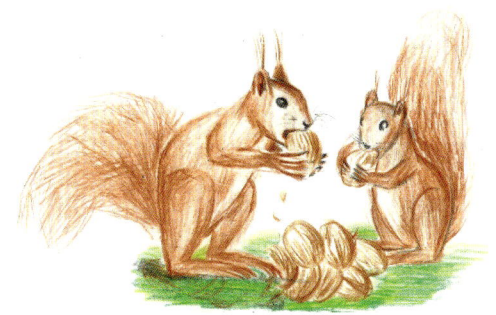

Weißt du wirklich,
was Nüsse sind?

Von Ludwig Feuerbach, einem Philosophen und Forscher – er war auch Theologe – wurde der Satz geprägt: „Der Mensch ist das, was er isst." Aber was ist der Mensch, wenn er etwas isst? Man könnte auf der äußersten, banalsten Ebene sagen: Wenn der Mensch immer Äpfel und nichts anderes isst, ob er dann selbst zum Apfel wird? Aber der Mensch bleibt schon Mensch, er wird mit dem Konsum von Schafsprodukten nicht Schaf und mit dem Konsum von Ziegenprodukten wird er nicht Ziege. Somit kann man durchaus annehmen, dass die Ernährung, also das, was der Mensch isst, zumindest nicht unmittelbar zu dem wird, was es im Ursprung gewesen ist.

Die Frage, was der Mensch isst, ist ja die erste Frage, die gestellt werden kann. Wenn man etwas intensiver den gesamten Ernährungsrahmen des Menschen betrachtet, muss man eine zweite Frage hinzunehmen und diese Frage lautet: *Wie* ist des Menschen Beziehung zur Ernährung? *Was* er isst, ist die materielle Frage. *Wie* er aber in Beziehung zu den Nahrungsmitteln, zum Anbau, zum Zubereiten und zum Essen selbst tritt, ist eine schon viel tiefer liegende Angelegenheit des menschlichen Seelenlebens. Mit dem *Wie* kommen wir tatsächlich zu einer seelischen Qualitätsebene und wir können mit der Beziehungsfrage, also wie ist die Beziehung, wenn man einen Apfel isst, wenn man einen Joghurt isst, wie ist die Beziehung des Menschen zum Apfel oder zum Joghurt, schließlich auf die tieferliegende seelische Ebene kommen.

Somit haben wir eine körperliche Ebene mit der Frage nach dem *Was*, und eine seelische Ebene mit der Frage des *Wie* und schließlich stellt sich als drittes natürlich die Frage nach der Geistbegabung des Menschen, nach dem Teil, womit man den geistigen Menschen bezeichnet. Bedeutet diese geistige Dimension im Menschen in Bezug zu einer Ernährungskultur nicht ebenso viel, wie zum Beispiel die materielle Frage, also das, was der Mensch zu sich nimmt? Gerade für die Frage nach der Kultur dürfte es ganz maßgeblich sein, diese geistige Frage sogar in den Mittelpunkt zu rücken. Diese geistige Ebene besteht darin, dass der Mensch dasjenige, das er von der Natur nimmt, nicht nur auf dieser Ebene belässt, wie er es vorfindet, sondern es schöpferisch verwandeln und veredeln kann. Die Verwandlungsfähigkeit, die Erhöhungsfähigkeit, Veredelungsfähigkeit des Menschen ist eine geistige Gabe.

1. Der Mensch ist, was er isst" nach Ludwig Feuerbach.
   Wird der Mensch zum Schaf, wenn er Schafsmilch trinkt?
   Die Frage, *was* der Mensch isst, bleibt ausschließlich auf der physischen Ebene.

2. *Wie* der Mensch in Beziehung zur Nahrung tritt, insbesondere wie sein grundlegendes Verhältnis zum Anbau, zur Zubereitung und zum Essen ist, führt zur Seelenebene der Ernährung.

3. Wie kann der Mensch die Nahrungsmittel, die aus der irdischen Welt entspringen, veredeln und verwandeln und wie entwickelt er eine Gabe in der Nahrungsbeschaffung, sowohl für die Erde als auch für das Gleichgewicht der ganzen Menschheit? Es entsteht auf dieser Ebene die geistige Beziehung zur Nahrung.

Es ist in diesem Sinne auch der Buchtitel „Ernährung und die gebende Kraft des Menschen" zu verstehen. Worin liegt die gebende Kraft, die man beim Essen, das ja eigentlich Konsum darstellt, freisetzen kann? Wenn man sich etwas einverleibt, wird man zunächst daran denken, dass dies eine rein konsumierende, nehmende, akkumulierende Tätigkeit ist. Die so geheimnisvolle gebende Seite der Ernährung ist nicht so leicht zu verstehen. Wenn man aber auf die Naturbedingungen blickt und beispielsweise ein Feld besät, ein Getreide damit in den Anbau bringt, dann kann man sich die gleiche Frage stellen: Nützt man die Erde aus oder kann man der Erde etwas sogar mit dieser Gestik des Feldanbaus zurückgeben? Rudolf Steiner sagte bei der Gründung des biodynamischen Landbaues, dass man nicht nur von der Natur etwas nehmen, sondern der Mensch fähig werden und eine Art Vision entwickeln sollte, wie er mit seinen seelisch-geistigen Kräften der Erde beim Anbau sogar etwas zurückgeben kann.

Würde man bei der Ernährung nur auf der rein physischen Ebene stehen-bleiben, so könnte man die Frage nach dem Geben nicht stellen, denn es würde nur der grundsätzliche Aspekt des Konsumierens bleiben. Begibt man sich aber auf diese weitere Ebene des Seelendaseins und schließlich sogar auf die geistige Dimension, die im Menschen wurzelt, dann kann man so langsam erahnen, dass mit jeder Handlung auch der Erde etwas grundsätzlich als Gabe wieder zurückgegeben werden kann. Der Titel „Ernährung und die gebende Kraft des Menschen" ist jedenfalls darin zu verstehen, dass man mit dem Essen nicht nur etwas nimmt und sich ein-verleibt, das geschieht ja automatisch, sondern dass man ein Bewusstsein dafür erzeugt, wie man dem Leben etwas zurückgibt.

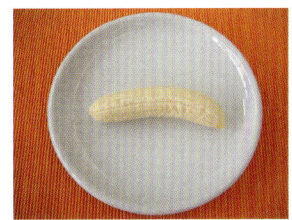 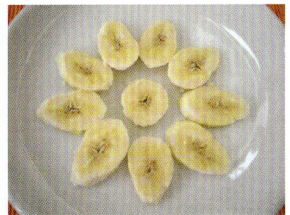 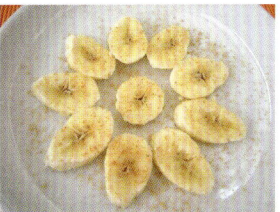

Die physische Ebene unterliegt der Vergänglichkeit. Nach dem Tode besitzt es keine Bedeutung, *was* der Mensch gegessen hat.

Die seelische Ebene, die Frage, *wie* ist die Beziehung zur Ernährung?, schenkt nach dem Tode der Seele eine Erweiterung oder Verminde-rung.

Die veredelnde und erhebende Bemühung um die Nahrung erweitert nicht nur die Seele, sondern führt zu einem friedvollen, ausgeglichenen und vornehmen Kulturaufbau.

# Die körperliche, seelische und geistige Ebene

Es ist ganz interessant, einmal auf diese drei Ebenen zu blicken und damit das menschliche Dasein tiefer zu erfassen: Auf der physischen Ebene gibt es das Element der Vergänglichkeit. Wenn eine Frucht zu Boden fällt, geht sie langsam in den Erdenstoff über. Sie nimmt sich aus dem Lebendigen heraus, wird reine Materie. Wie verhält es sich jedoch allgemein mit den Lebenskräften? Die Lebenskräfte, die einen Baum zum Blühen und zur Fruchtbildung führen, bleiben in der Regel im Kreislauf der Natur erhalten. Auf den Menschen bezogen kann man durchaus sagen, dass das, was er isst – und ich hoffe, dass der Gedanke beruhigend ist – nicht unbedingt so sehr Bedeutung hat für die seelische und geistige Welt. Man könnte der Annahme verfallen, dass jemand ein besserer Mensch ist oder eine Grundstruktur besserer Art im Charakter besitzt, wenn er sich vegetarisch ernährt, als jemand, der z.B. noch Fleischkonsum pflegt. Aber was wäre dann mit all jenen Menschen, die aus Notwendigkeit Fleisch konsumieren müssen, zum Beispiel in weit nördlich gelagerten Ländern? Die Frage nach dem *Was* kann man letztlich mit der Todespforte beenden. Sie ist eine Frage, die den physischen Körper betrifft, aber man darf nicht die Schlussfolgerung ziehen, dass derjenige, der eine bestimmte Kost isst, deshalb im Nachtodlichen, also im Seelen- und Geistdasein, eine schlechtere Voraussetzung hätte. Die Seele lebt – von dem gehe ich einmal aus, ohne es näher zu erklären – nach dem Tode weiter.

Und auch der Geist des Menschen bleibt nach dem physischen Abscheiden des Leibes bestehen. – Es müsste auch das erst erklärt werden, aber ich gehe einmal von dieser Art Grundlage aus. – Auf die Ernährung bezogen bedeutet dies eine relativ große Freiheit, denn der Mensch ist jetzt nicht mehr von dem abhängig, *was* er isst, sondern *wie* er in Beziehung tritt zur Ernährung. Und geistig gesehen, also in seiner geistigen Entwicklung ist er sogar genau von dem abhängig, wie der Mensch mit der Nahrung ein veredeltes und erbauendes Dasein errungen hat.

Zusammenfassend kann man sagen: Die beiden Glieder, das Seelenleben und das geistige Dasein bleiben nach dem physischen Abscheiden des Leibes bestehen. Es ist zwar etwas gewagt, dieses Dogma von Ludwig Feuerbach nun vollkommen zu korrigieren, aber ich möchte es korrigieren, indem ich sagen: Der Mensch ist nicht das, was er isst, sondern er ist seelisch, *wie* er in Beziehung tritt zur Nahrung und er ist geistig gesehen, wie er aus der gesamten Ernährung zu einem weiteren Entwicklungshorizont hingearbeitet hat.

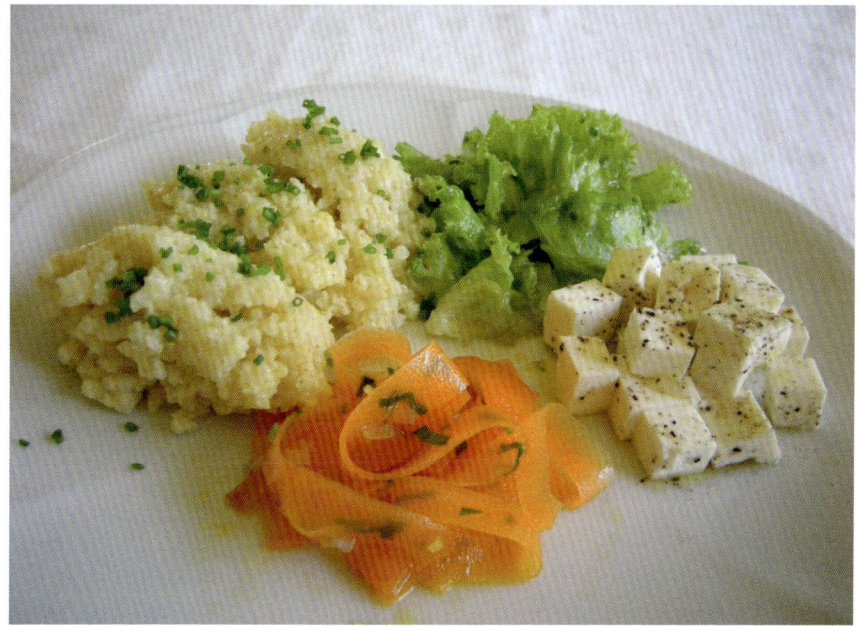

Es ist wohl nicht denkbar, dass der Mensch zu einem wirklichen Kulturgut im Leben findet, wenn er die elementarsten Fragen um die Ernährung unbeantwortet lässt.

Mit der Ernährung entwickelt sich ein ästhetisches Sinneserleben und eine lebensvolle Gesundheit. Die Ernährung kann keine funktionale, rein materielle Bedeutung einnehmen, sie ist mit der gesamten menschlichen Kommunikation in engster Verwandtschaft.

Eine erhobene Ernährungskultur führt zur positiven menschlichen Gemeinschaftsbildung.

In diesem Sinne ist der Buchtitel „Ernährung und die gebende Kraft des Menschen" auch zu verstehen. Der Einzelne nimmt beispielsweise ein Brot zu sich und er tritt zu diesem Brot mit seiner gesamten Empfindung in Beziehung, schon mit der Zunge, schon mit dem Geruch, mit dem Sinneserleben, er tritt auch mit den verschiedenen Drüsen im Verbindung, mit den Speicheldrüsen, schließlich mit den Verdauungsdrüsen usw. Somit tritt der Mensch mit etwas in Verbindung, das eine Außendimension aufweist. Die Natur ist ja mit den Pflanzen, mit den verschiedenen Erscheinungsformen des Wachstums außen. Aber dieses Außen wird durch den Verdauungsweg ein Innenteil. Es kann nun der Einzelne natürlich schwerere Produkte zu sich nehmen oder leichtere Produkte, wie zum Beispiel Obst, er hat eine relativ breite Auswahl. Indem aber der einzelne Mensch in Beziehung tritt mit dem Essen, tritt er auch in Beziehung zu der Natur im Außendasein. Und er tritt nicht nur mit der Natur im Außendasein in Beziehung, sondern er geht sogar noch weiter, er tritt auch mit den Lichtkräften und den kosmischen Kräften des Universums in Beziehung. Das heißt, die Berührung mit den Sinnen ist nicht nur eine Berührung mit den Stoffen, also mit den Kohlenhydraten, Proteinen usw., sondern sogar eine Art Beziehungsaufnahme zu dem, was übergeordnet über der Natur kosmisch lebt. So nimmt der Mensch mit jeder Nahrung teil an einem viel größeren Ganzen.

## Das Problem der Ökonomie in der Ernährung

Nun kann der Fall eintreten, den vermutlich so mancher kennt: Man geht mit einer Gruppe in ein Restaurant essen und das, was man dort erlebt, scheint nicht ganz durchsichtig, nicht ganz klar zu sein. Man isst, man lässt es sich schmecken, wie man so sagt, und dann kommt man nach Hause – ich erinnere mich an ein Beispiel sogar ganz deutlicher Art – und dann fühlt man sich schwer, vielleicht übel und rätselt: Waren es die Kartoffeln, war es das übrige Gemüse oder der Salat? Und man weiß es nicht. Es beruhigt sich dann schon wieder, es ist nicht etwas ganz Tragisches. Es vergehen einige Wochen und dann erfährt man, dass es anderen auch so ergangen ist im gleichen Restaurant. Und dann erinnert man sich, dass man so ein eigenartiges Gefühl in dem Restaurant gehabt hat. Die Restaurantbesitzer oder diejenigen, die es betrieben haben, waren betrügerisch. Das heißt, man nimmt mit der Nahrung zum einen die physische Nahrung auf, aber man nimmt auch des Weiteren die seelische und geistige Dimension auf von denen, die die Nahrung zubereitet haben. Wenn nun diese sehr unehrlich oder profitgierig sind, nimmt man auch diese Situation in sich auf.

Man kann sich durchaus einmal die Frage stellen, was schwerwiegender ist: An einem unlauteren, sogar lügenhaften Essen teilzunehmen oder an einem nicht gerade von der Substanz bestem Essen. Jedenfalls man nimmt mit dem Essen immer auch an anderen Menschen teil.

Heute hat man in der Medizin erstaunlichste Kenntnisse über Bakteriologie, beispielsweise wie Viren und Bakterien übertragen werden. Ganz wenig Bewusstsein oder vielleicht sogar am allerwenigsten Bewusstsein im Vergleich zu früher lebt heute diese Dimension, dass der Mensch mit der Nahrung auch teilhat an einem Gesamten und unmittelbar mit seinen Nächsten innerlich mit der Verdauung kommuniziert. Für die Kulturfrage der Ernährung würde ich diese Dimension, dass man ehrliche Anbauformen, Zubereitungsformen guter und ehrlicher Art hat und damit ein gutes Angebot der Menschheit bereitstellt, als wesentlicher und wichtiger werten, als beispielsweise die Frage, ob man schon Vegetarier geworden ist oder noch nicht Vegetarier ist. Nach dem Tode bleiben genau diese Dimensionen seelisch und geistig als Kraft bestehen, die aus der Sache, beispielsweise aus der Ernährung eine Kultur gemacht haben.

Wenn man aber auf die heutige Zeit hinblickt, dann ist das schon interessant, dass man bei der Ernährung vor allem die Ökonomie in die Mitte stellt. Wenn man aber nur die Ökonomie in die Mitte stellt und auch nur das, *was* der Mensch isst, bleibt man mehr oder weniger seelisch sehr eingeschränkt und geistig ebenfalls sehr wenig in der Entwicklung begriffen. Der Mut, mit der Ernährung eine Kultur hervorzubringen, also eine ehrliche und ästhetische Kultur, die eine schöne Zubereitung der Nahrungsmittel hervorbringt und des Weiteren auch in der Kommunikation möglichst angenehme Wege sucht, ist – glaube – sehr wichtig für die Zukunft.

Es gibt beispielsweise die Verhältnisse bei uns in Italien – Italien ist immer etwas anders als z.B. Belgien –, dass man sehr preisgünstig die Pasta angeboten hat und dann kam es aber doch zum Vorschein, dass man bestimmte Gipsabfälle, also Sondermüll nicht mehr entsorgen konnte und diese in die Pasta hineinmischte, weil der Mensch es dann nicht erkennen kann. Das Tier würde das durch den Geruchssinn erkennen, aber der Mensch kann es nicht erkennen. Die Zeitung berichtete, aber dann verdeckte man sofort natürlich diesen Skandal wieder.

Wenn Nahrung nur billig ist, ist es ja gut, aber nur auf den Preis zu schauen und nicht die ethische Ebene dahinter wahrzunehmen, wäre – glaube ich – nicht sehr gesund. Wenn ich persönlich die Bemerkung mir erlaube: Ich kaufe dort ein, wo ich überzeugt bin, dass es ehrlich ist, und da ist mir dann der Preis nicht so bedeutungsvoll. Mich kann man aber im wahrsten Sinne, wenn man es sich bildhaft vorstellt, richtiggehend jagen, wenn ich etwas angeboten bekomme, sei es noch so billig, und ich bin nicht überzeugt von der Qualität bzw. von der ethischen Haltung, die hinter dem Ganzen lebt.

Es ist jedenfalls ein wesentliches Grundgefühl für den Menschen und seine Manifestation im Seelischen und Geistigen mit der Ernährung gegeben. Die Frage nach dem *Wie* und die Frage, *was* man schließlich aus den ganzen Möglichkeiten, die die Ernährung bietet, schafft, ist so bedeutungsvoll für eine zukünftige Entwicklung. Jedenfalls kann man mit der Ernährung gute Beziehungsgrundlagen und Gemeinschaftsbildungen im positiven Sinne erzeugen.

Wenn heute Ernährung schon einmal mit Plastik verpackt ist und man nicht einmal weiß, wo die Nahrungsmittel herkommen, dann ist das natürlich weniger für die Kommunikation geeignet, als wenn man im Vergleich dazu eine persönliche Beziehung herstellen kann zu den Agrikultoren, also zu denen, die die Nahrung auf dem Feld bestellen, und zu den Anbietern. In Italien gibt es beispielsweise gerade in dem Bezirk, in dem ich wohne, eine recht schöne Bewegung, die „Prodotti locali", die den Touristen nur lokale Produkte ohne Import anbieten will.

Und wenn ich noch ein ganz fürchterliches Beispiel mir von der Seele rede, das ich erst vor drei Wochen erlebt habe in Antalya in der Türkei. Ich hoffe, ich schocke damit niemanden. Wir kamen spät vom Bergsteigen zurück und gingen in das Hotel, das uns anlässlich eines großen Kongresses bezahlt wurde. Das Buffet war so groß wie diese Halle mit noch zusätzlichen Räumlichkeiten. Es war ein „Riesenbuffet", wie man es so ausdrückt, und als ich da hindurchging, war ich schon ganz verwirrt von den vielen Angeboten und ich lud mir einen Teller voll. Ich saß dann am Tisch und aß meinen ersten Teller. – Es war auch der letzte Teller. Da es eben schon spät war, beobachtete ich das Schauspiel, das mir den restlichen Appetit noch verdarb. Es wurde eine riesige Abfalltonne hereingefahren und in diese Tonne wurden alle die Buffetschüsseln, alle Salate, ganze Tomaten, ganze Äpfel, alles hinein gekippt und zum Abfall damit gegeben. Es war eine riesige Menge, die da weggeschüttet wurde.

## Armut und Konsum

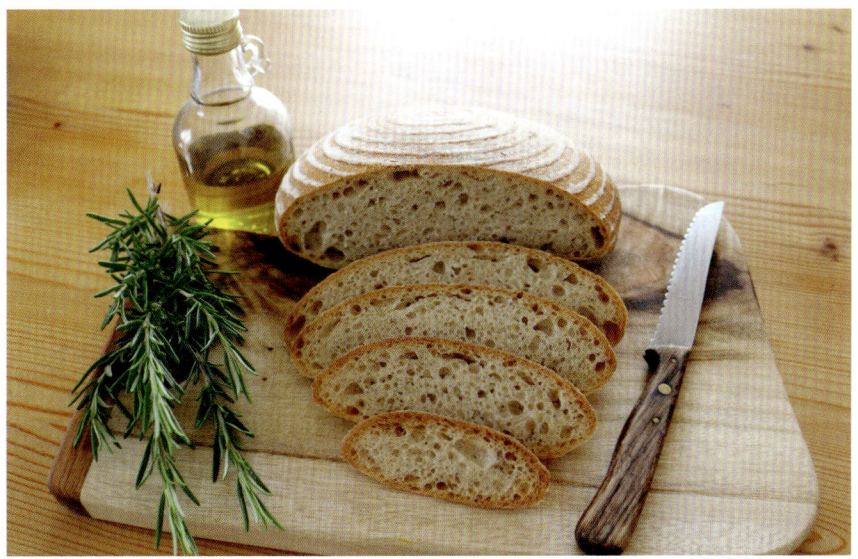

Wie verhält sich die moderne Konsumgesellschaft, mit sehr materiellen Ernährungsgewohnheiten, zu den Ländern der Dritten Welt, in denen Menschen hungern und verhungern?

Täglich sterben 25.000 Menschen an Hunger, im Gegensatz zum Westen, wo die Menschen an den sogenannten Wohlstandskrankheiten leiden und degenerieren.

Existiert ein Zusammenhang zwischen Armut und falschem Konsum?

Vor diesem Hintergrund stellt sich wirklich die Frage: Was ist Ernährungskultur? Kann dieser westliche Konsum, der eigentlich viel zu überzogen ist, überhaupt zu einem Gleichgewicht in einem Weltenganzen führen? Wie ist das Verhältnis zwischen dem, was in anderen Ländern stattfindet, und dem Konsum, der hier für uns allbekannt ist? Wir haben ja hier eine Art Wohlstandskultur und die entsprechenden Krankheiten, die man durchaus als Zivilisations- oder Wohlstandskrankheiten bezeichnen kann. In Deutschland denke ich, vermutlich auch in Belgien, wird heute niemand verhungern. Aber die Zahl, wenn man sie einmal einigermaßen zu fassen versucht, ist schon erschreckend groß, sie geht in die Tausende, die Zahl an Menschen, die doch noch täglich an Hunger sterben.

Diese Frage erscheint mir deshalb durchaus als berechtigt, nicht um eine Gewissensbildung anzuregen, sondern nur um sie einmal zu stellen: Ist nicht der überdurchschnittliche Aufbau im Sinne der Ökonomie und des Konsums genau mit seinem Gegenbild gezeichnet, das sich dann in der Armut wieder in anderen Ländern ausdrückt oder mit den Mangelerscheinungen im gesamten kulturellen Aufbau?

Hier im Westen wollen wir nicht gerne arm werden und es hätte wohl keinen großen Sinn, wenn man dazu übergehen würde, aus Solidarität kaum mehr etwas zu essen oder sogar zu hungern. Das hätte wohl keinen Sinn. Es stellt sich aber schon die Frage, was jeder Einzelne, ganz gleich, ob er Koch ist, ob er ein Restaurant führt oder ob er im Anbau oder Vertrieb tätig ist, oder nur für seine Familie sorgt, im Sinne der Ernährungskultur beisteuern kann. Es stellt sich die Frage, ob nicht jeder Einzelne eine seelische Beziehung zur Ernährung entwickeln und damit sogar weiter an der geistigen Dimension, der Verwandlungsfähigkeit, der mobilisierenden Dimension seiner ganzen Schaffenskraft arbeiten kann.

Die gesamte Lehrtätigkeit, die ich die letzten Jahre und Jahrzehnte entwickelt habe, zielt in der Summe darauf ab, dass der einzelne Mensch seelisch und geistig weiter reift. Diese Reife ist aber nicht eine Frage der Konfession, der Gruppenzugehörigkeit, ob man Yoga macht oder nicht, sondern sie ist eine Frage, die sich ganz deutlich an den Menschen selbst richtet: Was kann der Einzelne entwickeln, damit er beispielsweise zu einer Sonnenkraft oder positiven Kraftausstrahlung wird und sogar das gesamte Weltengleichgewicht positiv beeinflusst?

Wenn man sich ganz grundsätzlich auf die Ernährungsfrage ausrichtet – und dazu gehört nicht nur die Frage, *was* man isst, sondern schon auch, dass man mit der Ernährung täglich mit den Sinnen in Verbindung tritt –, bemerkt man eine Bewegung, die mit dem Nerven- und Sinnessystem eintritt und eine erste Beziehung herstellt.

## Wirkungen des einseitigen Konsums und des Raubbaus an der Erde auf die Seele

1. Wirkungen auf der physischen Ebene der Gesundheit?

2. Wirkungen auf der seelischen Ebene und im Nachtodlichen?

3. Wirkungen auf der Ebene der schöpferischen Lebensgestaltung mit der Ernährung?

*Habe ich eine Beziehung zur Nahrung?*

Diese Fragen sollen vor allem zur Auseinandersetzung und Anregung dienen.

Wenn man das Verhältnis auf der physischen Ebene betrachtet, dann wird auf der physischen Ebene derjenige, der über die Verhältnisse konsumiert, natürlich entsprechendes entwickeln, was sich im Körper dann spiegelt, beispielsweise dass der Bewegungsapparat nicht mehr so günstig und flexibel ist. Auch sehr viele Einseitigkeiten auf dem Ernährungsgebiet werden sich irgendwann einmal physisch auswirken. Es ist also schon ein deutlicher Zusammenhang gegeben, mit dem man die Gesundheit des Physischen auch mit vielen Gewohnheiten der Ernährung erklären kann.

Man kann zu viele Proteine, aber auch zu wenig Proteine essen. Zu wenig Proteine zeigen sich meistens in einer mehr psychischen Labilität und allgemein mangelhaften Stabilität. Zu viele Proteine jedoch führen gerne zu Ablagerungserscheinungen, Alterungserscheinungen, Sklerosetendenzen. Gerade die Proteinfrage ist schon eine Frage, die man sehr sorgfältig behandeln kann. Auf der körperlichen Ebene zeigen sich die entsprechenden Wirkungen, aber welche Wirkungen gehen hinüber in das Seelisch-Nachtodliche, wenn die Seele sich von Leibe loslöst und der Körper verstirbt? Was bleibt von der Ernährungsfrage übrig? Wie bleibt die gesamte Beziehungsfrage bestehen im Nachtodlichen? Es ist eine sehr interessante Frage, sie leitet bereits auf den zweiten Vortrag hinüber.

Ausgehend von der Vorstellung, dass die Seele, wenn der Leib einmal zu Erde, zu Staub wird, also verstirbt, weiter bestehen bleibt, stellt sich die Frage, was diese Seele erlebt und wie sie erlebt. Wir erleben ja viele Dinge hier im irdischen Dasein gerade deshalb nicht, weil wir einen physischen Körper haben. Gerade, weil die physischen Sinne relativ eng an den Körper gebunden sind und grundsätzlich das körperliche Potential überwiegt, erlebt man eigentlich weniger das, was die Seele im tieferen Inneren oder tieferen geistigen Zusammenhang erlebt. Mit dem Abscheiden aber des physischen Leibes wird die Seele frei von den ganzen irdischen Umständen und nun erlebt sie freier, wie sie in diesem Erdenleben gestanden ist.

Da ist es nun interessant, wie diese Seele beispielsweise so etwas erlebt, wie den ganzen Raubbau mit Nahrungsmitteln, wenn Felder überdüngt werden, wenn die Viehzucht nur entsprechend angekurbelt wird, indem man Kühe vom normalen Milchmaß auf ein extremes Ausschütten von Milch hochzüchtet? Wie erlebt die Seele das im Nachtodlichen?

Wenn die Seele das bemerkt, wie der Konsum und die Ökonomie scheinbar das Mittel rechtfertigt, erlebt sie das so wie eine absolute Trauerstimmung, eigentlich wie eine Beerdigung. Es ist jetzt schon für die Sinne nicht etwas Angenehmes, wenn man auf die Monokultur, beispielsweise auf den Maisanbau hinblickt. Wenn die Maisfelder hochschießen und durch Dünger unterstützt zu einem extremen Wachstum geführt werden, dann hat man so ein Gefühl dabei, dass man fast sagen könnte: Ja, man vermisst doch das bei uns heimische goldige Getreide. Und man vermisst Abwechslung. Aber die Seele selbst erlebt es noch viel intensiver, als es normalerweise der Betrachter erlebt, wenn er auf die Felder blickt mit Monokultur und starkem Raubbau. Die Seele erlebt im Nachtodlichen das tatsächlich wie eine Art Begräbnisstimmung, eine Stimmung, wie wenn man so langsam die Erde und das ganze Leben zum Ersticken bringt. Das ist ein Erleben der Seele nach dem Tode, dann wenn sie vom Körper frei ist, wenn sie durch den Körper nicht mehr begrenzt ist und auch nicht mehr die ganzen Stimmungsschwankungen aufweist, die man mit Emotionen von Gut und Böse hat, dann erlebt die Seele eben sehr frei und erlebt einen solchen Missstand mit bestimmten inneren Stimmungen.

Und es ist nun die Frage, wie auch die geistige Dimension im Nachtodlichen stattfindet, wenn man sehr viel Raubbau unternimmt und mit Nahrung sehr unachtsam umgeht, mit der Nahrung eigentlich rein konsumverhaftet das Leben steuert. Hierzu muss ich ein kleines Beispiel einmal skizzieren.

## Die Brotkultur im Westen

Heute braucht sich eigentlich der Bürger nicht mehr in die einzelnen Vorgänge richtig hineinbegeben. Er hat einen Computer, er hat sehr viele Informationsquellen und braucht nicht mehr in die Tiefe der Sache hineinforschen. Damit der Mensch wieder in die Tiefe einer Sache hineinfinden kann, braucht er entsprechende Anforderungen. Beispielsweise ein Brot mit Sauerteig oder Ferment ohne Hefe zuzubereiten, ist eine relativ große Anforderung für den Menschen. Mit einem schnellen Einkauf ist vielleicht ein Brot besorgt, aber selbst zubereitet ist es nicht ganz so leicht. Die geistige Dimension der Ernährung liegt gerade darin, dass der einzelne Mensch wieder tiefer in die Zusammenhänge des Daseins und der Daseinsbedingungen hineinkommt und schließlich sogar etwas veredelnd hervorbringt mit seinem Dasein.

Man kann sich das sehr gut vorstellen, wie das Brot als Urbild der Nahrung schon zu früheren Zeiten sehr gelobt wurde. Es wird das Getreide gemahlen, mit entsprechender Säuerung versehen und schließlich zu einer neuen Form gestaltet. Die Kultur des Brotes in Deutschland ist sehr traditionell, in Italien gibt es ganz wenig Brottradition, in Belgien gibt es teilweise – glaube ich – schon Brottradition. Gerade das Zermahlen des Getreides zum Mehl und das Wiederaufbereiten in eine entsprechende noble Form ist eine schöpferische Tätigkeit des Menschen und Hefe ist leichter zu handhaben als beispielsweise ein Ferment oder ein Sauerteig.

Es ist schon ein sehr schönes Erlebnis, wenn ein Brot gut gelingt, wenn es gut durchdrungen ist und die Korrelation von Luft und festen Anteilen entsprechend harmonisch gestaltet ist. Am Brot jedenfalls kann man am deutlichsten sehen, wie der Mensch aus einem Urstoff, dem Getreide, etwas in eine nächste höhere Form bringen kann. Die gesamte Zubereitung des Naturproduktes zu einer entsprechenden edlen Form ist eine geistige Fähigkeit. Der Mensch könnte ohne seinen Geist diese Praxis nicht vollziehen. Es ist schon erstaunlich, was der Mensch schon alles entwickelt hat auf dem Gebiet der Ernährung, beispielsweise, wie er aus dem Traubensaft oder den gepressten Trauben schließlich den vergorenen Wein zubereitet.

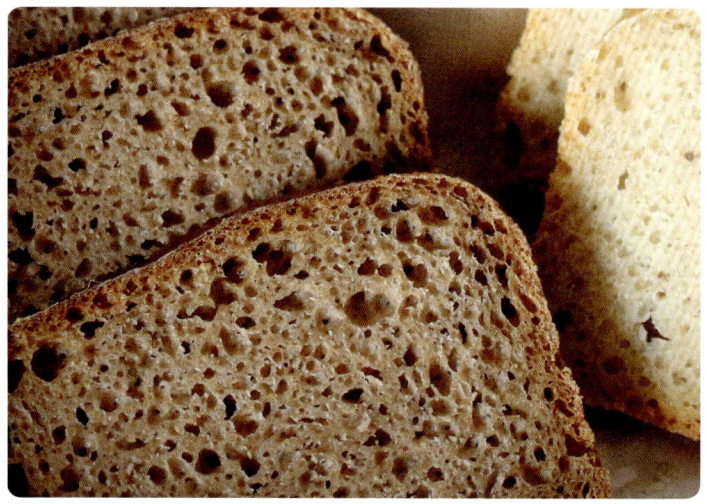

Brot ist ein ganz besonderes Kulturprodukt

Wie er nun in Beziehung tritt zur Ernährung ist eine seelische Angelegenheit. Der Mensch kann sich nach dem Tode mit dem *Wie*, also wie sein Beziehungsleben zur Ernährung war, mehr in Verbindung zu seinen Mitmenschen und zur Weltschöpfung fühlen oder er kann sich auch, wenn er sehr unbewusst war, sehr wenig Aufmerksamkeit darauf gegeben hat, durchaus eher in einer Bedrängnis oder in einer Art vorübergehenden Einsamkeit erleben.

Die geistige Seite ist aber noch schwieriger zu verstehen. Man kann sie am besten verstehen, wenn man es an einem Beispiel übertragen schildert. Ich glaube, es muss jeder irgendeine Art Beitrag zahlen, wenn er hierher kommt. Sagen wir, wir haben 30 Euro bezahlt, dann sind wir normalerweise, wenn wir jetzt hierher gekommen sind, um 30 Euro ärmer geworden. So wäre die Rechnung auf materieller Ebene. Zu dieser physischen Feststellung werden wir vermutlich gelangen. Aber nun wird in der geistigen Welt nicht nach physischen Kriterien gerechnet. Es wird gerade danach gerechnet, was der Mensch zu einer Sache hinzugebracht hat mit seiner Schöpferkraft. Was hat er mit seiner schöpferischen Tätigkeit, durch seine Phantasie, durch seine moralische Haltung oder durch seine gute Bemühung zu einer Sache hinzugebracht? Darin misst sich schließlich seine geistige Kapazität.

Häufig stellt sich jemand die Frage: Was kann ich tun, wenn jemand krank ist? Was kann man tun, auch wenn man kein Arzt ist, keine Heilerlaubnis besitzt? Man kann beispielsweise für den Kranken die Gesundheit denken und kann sich so hineinversetzen, dass die Gesundheit wirklich im besten Sinne als Bild entsteht. Und gerade durch diese Art Bemühung fügt der einzelne Mensch etwas im Krankenstadium im Sinne einer Gesundheit hinzu.

Wir hatten heute Vormittag in der Yogaübungsklasse diesen gleichen Sachverhalt: Normalerweise geht man davon aus, dass eine Yogaübung Energie hergibt. Wenn ich aber mit Blick auf die geistige Welt die Frage stelle: Wie viele Yogaübungen hast du gemacht, wie viel Energie hast du davon geerntet und was bleibt davon übrig? Dann kommt leider das traurige Ergebnis zum Vorschein, dass im Konsum der Energie nichts übrig bleibt in der geistigen Welt. Dasjenige aber, was der Einzelne in die Übung hineinlegt, was er durch sein Denken, was er durch Bilder, Vorstellungen möglichst exakter Art hineingeben kann, das wird schließlich zu Empfindungen, zur seelischen Erweiterung. Schließlich wird es dann sogar zur Erweiterung der Energie. Aber diese Energie ist jetzt nicht aus der Materie oder aus der Übung entnommen, sondern sie ist durch die ganze Art und Weise des menschlichen Bewusstseins geboren. Deshalb kann man sagen: In der geistigen Welt ist es in einem Vergleich nicht so, dass man irdisch rechnen kann, also man hat 30 Euro bezahlt und ist nun 30 Euro ärmer, sondern man wird, wenn man das Beispiel auf die geistige Welt überträgt, sagen: Man hat etwas bezahlt und nun hat man mehr in der Tasche. Es ist eine eigenartige Vorstellung, die man aber im Sinne einer geistigen Welt fassen sollte. Für die geistige Welt zählt all das, was wir zum Leben hinzugegeben haben. Es sollte nur dieser Gedanke nicht als blinder Opfergedanke genommen werden, nicht dass der Fehler entsteht, indem man sagt: Ich bezahle mehr, weil dann mehr übrig bleibt. Der Beitrag, den jemand hier zahlt, wird auf der physischen Ebene, beispielsweise mit Reisekosten usw., verrechnet. Aber übertragen sollte man von dem ausgehen: Was entwickle ich weiter über Ideen, Vorstellungen, Geistinhalte, die zu seelischen Empfindungen werden und damit mehr Energie freisetzen? Wenn man eine Yogaübung praktiziert, dann kann man sagen: Was habe ich gelernt, in diese Übung hineinzugeben, damit der künstlerische Ausdruck schöner wird, damit er eine Ausstrahlung gewinnt?

Auf das Essen bezogen kann man sagen: Ich gehe zu Freunden oder zu einem schön erscheinenden Lokal und ich gehe deshalb hin, weil ich da etwas fördern möchte. Es ist mir schon so ergangen, dass dann die Besitzer gesagt haben: Bitte zahlen Sie nicht, weil Sie bringen ja Energie hier herein. Ich muss mich dann durchsetzen, was nicht immer ganz leicht ist, und sagen: Nein, auf der physischen Ebene wird bezahlt. Aber grundsätzlich kann jeder, glaube ich, in der Seele nacherleben, wie es sich verhält. Es gibt beispielsweise jemand, der zu Besuch kommt und ihr bewirtet ihn, aber er gibt mehr mit seiner Dankbarkeit und seiner Einstellung ab, als er überhaupt konsumieren kann. Dieser Weg jedoch geht über geistige Inhalte, über Vorstellungen und Geisterkenntnisse, so dass nach einer Handlung mehr übrig bleibt, als am Anfang gegeben war. Diese Fähigkeit besitzt der Mensch, weil er geistbegabt ist. Je mehr der Mensch sich dieser Fähigkeit bewusst wird, desto leichter kann er mit den physischen Umständen umgehen. Denn das Physische ist Physisches. Man kann sagen: Auf der physischen Ebene gibt es Bedingungen, die kosten Geld, die müssen auf diese oder jene Weise geordnet und beglichen werden. Die Ernährungskulturfrage geht aber nicht vom Physischen aus mit der Frage, was der Mensch isst, sondern man muss sie tatsächlich vom Menschen aus mit seiner seelischen Begabung und geistigen Fähigkeit denken. Indem man sie einmal von dieser Fähigkeit aus denkt – gewisse Auseinandersetzung und Schulung ist dazu notwendig –, weiß man bald immer mehr, dass man mit jeder Handlung eine Aufwertung vollziehen kann und nicht nur das normale Prinzip des Konsums gelten muss.

## Fragenbeantwortung

Ich sehe gerade, dass wir schon recht weit fortgeschritten sind in der Zeit. Ist es von Interesse, ins Gespräch zu kommen und Fragen grundsätzlicher Art zu erwägen, so dass jeder auch zu Wort kommen kann?

**Frage:** Wenn landwirtschaftliche Produkte maschinell verarbeitet werden, bleibt da noch etwas übrig von dem, was der Bauer in die Produkte hineingelegt hat?

Das ist eine ganz interessante Frage. Es gibt einen sehr schönen Vers in der Bhagavad Gita, der das ausdrückt. Es der 14. Vers des 2. Kapitels: Alles das, was der Mensch in einem besten Sinne in eine Sache hineinlegt oder zum Aufbau einer Sache führt, bleibt in der geistigen Welt erhalten und erweitert das Seelische. Aber die Kette ist natürlich lang. Der eine baut die Nahrung an, ein Nächster bringt aber wieder einen zu starken Profitgedanken hinzu und ein Dritter vermarktet es und damit sind in einem Nahrungsmittel mehrere Aspekte enthalten, so dass man nicht nur auf *eine* Dimension hinblicken kann. Aber alles, was geschaffen wird im Sinne eines Aufbaues, bleibt erhalten. Es bleibt also dennoch ein Teil oder eine innere Kraft bestehen.

**Frage:** Was kann man selbst machen mit dem Produkt, z.B. durch das Kochen, so dass man nicht nur teilnimmt an der ganzen Kette?

Wir haben die Möglichkeit, durch die Zubereitung die Nahrung wieder anzuheben, sie lichter zu machen, d.h. jeder einzelne Mensch, wenn er mit einer Sache in Verbindung kommt, kann sie im Sinne des Aufsteigenden, des Lichten führen lernen. Zu früheren Zeiten hatte man das Gebet. Man hätte gesagt: Die Nahrung kommt von Gott, vom Kosmos, von den Lichtkräften der Schöpfung. Man betete und war dankbar über all das, was man erhalten hat. Heute würde ich von der Fähigkeit des Menschen ausgehen und sagen: Jeder Mensch kann zur Nahrung, indem er sie zubereitet, serviert oder auch konsumiert etwas hinzufügen lernen. Das heißt, er ist nicht nur von all den Bedingungen abhängig, die gegeben sind, sondern er kann die Bedingungen mit der Zeit auch positiv gestalten lernen. Würden wir davon ausgehen, dass wir immer nur den besten Arzt aufsuchen, die beste Ernährung genießen, die beste Erziehung erhalten können und zugleich noch die besten Freunde versammeln, ich glaube, dass unsere schöpferische Phantasie damit erlahmen würde.

In Deutschland erhalte ich z.B. sehr viele Angriffe, weil ich nicht der Freund des Konsums bin und weil man mir alles erdenklich Negative nachsagen möchte. Dann stellte ich mir die Frage: Wäre ich zufrieden, wenn ich einmal sechs Wochen diese Angriffe nicht erhalten würde? Dann würde ich sagen: Vier Wochen wäre ich vielleicht zufrieden, aber nach sechs Wochen bin ich schon nicht mehr zufrieden. Ich glaube, Anforderungen wollen wir, und die Ernährungsfrage ist auch eine Anforderung für den Menschen. Wäre jemand zufrieden, wenn er immer nur Brei bekommen würde? Er braucht auch einmal einen harten Apfel, ein hartes Brot, damit er eine Form bewältigt. Er braucht einmal etwas, das ihm nicht sogleich optimal serviert wird, sondern das er erst einmal verwandeln muss, das er in die Höhe bringen, in eine lichtere Form bringen muss. Und er braucht auch Mineralien in der Nahrung, weil die Bewältigung der Mineralien einen ziemlichen Willenseinsatz kostet. Man kann sagen, dass die Nahrung, die zu stark schon dem Menschen gemäß vorbereitet ist, weniger Willenseinsatz fordert, als wenn er eine gute mineralisierte Kost, die er aber in sich noch ganz ordentlich bewältigen und verdauen muss, serviert bekommt.

Für die Gesundheitsfrage ist es auch nach meiner Erfahrung gut, wenn viel Abwechslung in der Ernährung gegeben ist. Indem beispielsweise unterschiedliche Komponenten dem Verdauungssystem zugeführt werden, entwickelt sich immer wieder eine neue Bewegung und diese neue Bewegung führt zu weniger Ablagerungen. Beispielsweise hatten wir einmal eine Eiweißrotation entwickelt. Am ersten Tag ein Milchprodukteiweiß, Quark, Buttermilch, Joghurt, am zweiten Tag Leguminosen, Sojaeiweiß, Tofu, Bohnen, am dritten Tag ein Ei und am vierten Tag Nüsse, Kartoffeln, und am fünften Tag wieder von vorne Milcheiweiß. Das Ergebnis war aber sehr überraschend eine Form der Sensibilisierung.

Der Einzelne wurde sehr sensibel und er wurde auch sehr leicht. Die Rotation wurde dann wieder abgeschwächt mit verschiedenen Milchprodukten, beispielsweise Ziegenmilch. Jedenfalls lagert der Körper weniger ab, wenn er den Wechsel hat. Nach vier Tagen ist alles soweit ausgeschieden, dass die Rotation nach fünf Tagen neu beginnen kann. Isst aber beispielsweise jemand jeden Tag Leguminosen und Tofuprodukte, dann beginnt der Organismus doch sich so auszurichten, dass er langsam feine Ablagerungen erzeugt. Die ganze Art der Gestaltung ist aber auch wesentlich, denn wenn man die Nahrungsmittel unterschiedlich gestaltet, dann ist damit ebenfalls Abwechslung gegeben. Gerade die Zubereitung und die Gestaltung birgt erstaunlich viele Möglichkeiten und Ernährung kann damit etwas sehr Schönes werden.

**Frage**: Wenn man Tiernahrung hat und Tiere töten muss, dann erscheint es schwieriger zu sein, etwas schöpferisch hineinzubringen, als bei der Verwendung von pflanzlichen Nahrungsmitteln.

Das erste Problem, das sich bei tierischen Produkten zeigt, besteht darin, dass die gesamte Tierhaltung nicht gerade sehr homogen ist und damit ist diese Qualität schon einmal in Verzug. Die Milchqualität leidet darunter auch. Dieses Problem, das mit der Tierhaltung heute sehr verbreitet besteht, öffnet auch entsprechende gesundheitliche Probleme, z.B. Allergien auf Milch. Es ist ja schon die Frage, ob man wirklich auf Milch allergisch reagiert oder nicht viel mehr auf das, was hinter der ganzen Tierhaltung lebt. Es war uns jedenfalls in relativ vielen Fällen möglich, Allergien gänzlich zur Ruhe zu bringen, indem wir nur auf gute Qualität achteten und die Menge an Milcheiweiß reduzierten. Zu viel Fleisch, zu viele Eier und Milchprodukte sollte der Erwachsene nicht zu sich nehmen. Das Wesentliche wäre eigentlich schon, nicht gerade vegane, sondern einigermaßen ausgeglichene Getreidekost mit Gemüse, entsprechende pflanzliche Nahrung, in Begleitung mit Eiweißprodukten, je nachdem ob man jetzt Fleisch, Eier will oder nicht. Milch und Käse sollten dabei nicht unbedingt den größten Hauptanteil bilden.

Die Milch zu veredeln mit Milchsäurebakterien ist ein alter Brauch und wenn dies in einem harmonischen Rahmen stattfindet, ist damit schon eine günstige Kulturfrage zu entwickeln. Ich selbst tue mich aber leichter in der Ernährungsfrage, wenn ich im überwiegenden Teil nur pflanzliche Nahrung zu mir nehme.

**Frage**: Kannst du etwas sagen zum Essrhythmus.

Es ist schon günstig, wenn man einigermaßen Rhythmus hat in der Ernährung. Wenn der Rhythmus erhalten wird, stellt er sich auf den Organismus ordnend ein. Es ist nicht sehr förderlich, wenn man einmal um 11 Uhr abends isst und am nächsten Tag um sechs oder sieben Uhr abends. Grundsätzlich wird der Rhythmus bei der Nahrungsaufnahme, wie auch in anderen Lebensbereichen, ordnend auf den Menschen wirken.

## Weitere gesundheitliche Aspekte der Ernährung

- Die Ernährung wirkt intensiv auf den Bewegungsapparat und kann entschieden die Muskulatur und Gelenke entlasten.

- Wenn jemand abnehmen möchte, sollte er auf intensive Weise seine Bewusstseinskräfte entwickeln und seine Beziehungen ordnen.

- Adipositas ist nicht sehr leicht durch Nahrungskarenz zu heilen.

- Bei vielen Ernährungskrankheiten, wie beispielsweise Cholesterinerhöhung, ist vor allem das Bewegungselement zu aktivieren.

- Bei Ängsten oder psychischen Krankheiten sollte die Ernährung mit Bewusstsein gestaltet werden, jedoch ist Vorsicht vor Fasten und Nahrungseinschränkung anzuraten.

# Die Ätherkräfte in
# den Nahrungsmitteln

Am Wesentlichsten für die Kulturfrage erachte ich, dass man die Nahrungsmittel studiert. Beispielsweise kann man sich ein Bild aneignen, ob ein Nahrungsmittel eine entsprechende lebendige Kraft besitzt oder weniger Lebendigkeit hat. Ich habe das in meinem Ernährungsbuch so beschrieben, dass es einen Wärmeäther, einen Feueräther gibt. Dann kann man sich die Frage stellen: Ist dieses Nahrungsmittel von dieser Wärme begleitet? Dabei ist aber der Wärmegehalt der Nahrungsmittel nicht damit zu verwechseln, ob es warm gekocht ist, sondern der Wärmegehalt ist ein subtiler, ein metaphysischer. Man kann sagen: Dieses Nahrungsmittel hat Wärme in sich oder es hat keine Wärme in sich. Jetzt wird es aber sehr anspruchsvoll: Der Einzelne kann kraft seiner Erkenntnisbildung und seiner Bewusstheit Wärme erzeugen für das Nahrungsmittel in der Zubereitung, beim Servieren und sogar beim Essen. Er kann es. Aber es ist eine anspruchsvolle Aktivität.

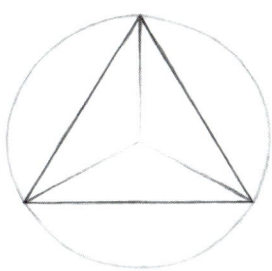
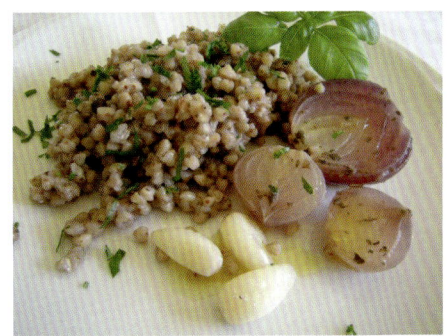

Die zu einem Zentrum gezeichneten Linien im Dreieck erzeugen das Bild einer plastischen Form, eines Tetraeders.

Im Essen lebt nicht nur die physische Wärme, sondern durch die Wärmeätherkraft auch ein subtiler Wärmegehalt.

Was bedeutet Wärmeäther, Feueräther? Wir haben zwei Formen der Wärme in uns: Wenn wir alle Sport treiben oder körperlich richtig arbeiten müssten, dann würde es uns warm werden. Es gibt aber eine Wärme, die mit diesem Symbol des Tetraeders bezeichnet ist, die vom Umkreis zum Mittelpunkt wirkt. Die Wärme im Sinne des Stoffwechsels wirkt von innen über die Schweißbildung nach außen, aber die Ätherfeuerkraft, die Ätherwärme wirkt vom Universum ins Zentrum. Wenn Früchte gut gedeihen und reifen, besitzen sie in der Regel mehr diese subtile Wärmekraft.

Jetzt wird es spannend: Wie erzeugt man diese Wärme, wenn man beispielsweise einen Eintopf kocht? Wir haben Zwiebeln, Karotten, Kartoffeln und verschiedene andere Zutaten, dann muss sich der Koch genaue Vorstellungen bilden über die Zubereitung. Er muss nun mit mehreren Töpfen arbeiten oder die genau zeitliche Abstimmung wählen, wann er welches Gemüse ins Wasser gibt. Nimmt er alles zusammen, stört er die Harmonie, weil sich das eine verkocht und das andere noch halbfest bleibt. Er gibt also das Festere als erstes und koordiniert nach und nach die Zutaten bis zuletzt das Ganze in eine harmonische Verteilung von festen Anteilen der Nahrung zubereitet ist. Der disharmonische Ablauf in der Zubereitung, wenn alles nur zusammengekocht wird, stört dagegen die Wärmekraft der Nahrung. Diese Wirkungssphäre, die von außen zum Zentrum führt, ist dann nicht mehr harmonisch gewährleistet. Wenn wir aber das Ganze harmonisch schaffen, dann wirkt tatsächlich der Mensch mit seiner Weisheit auf die Nahrung ein und er schafft damit sowohl Peripherie als auch Zentrum in einem harmonischen Zusammenhang. Das gesamte Kochprodukt wird damit harmonisch, es wird edel.

Diese Kräfte müssen gefördert werden, denn der Mensch benötigt nicht nur Stoffwechselwärme von innen nach außen – er benötigt sie auch, damit er nicht zu sehr altert, hierzu muss er sich bewegen, muss er auch schwitzen usw. –, aber er braucht auch die andere Dimension, die von außen, vom Kosmos oder vom Sonnensystem bis ins Zentrum hineinwirkt. Diese Art Wärmewirkung, die subtilerer Art ist, die gar nicht spürbar, sondern die so subtil ist, dass man sie nur mit ganz feinen Empfindungen bemerkt, auch diese braucht er, denn diese zweite Wärmekraft erreicht das Zellsystem. Wenn Zellen degenerieren, wenn Hyperplasien usw. entstehen, wenn die Tendenz zu degenerativem Wachstum, zu Tumoren besteht, dann wäre es von Seiten der Ernährung – aber nicht nur von

Seiten der Ernährung, sondern auch in anderen Bereichen – wichtig, eine Wärmekraft bis ins Zentrum des Zellsystems zu organisieren. Die Zellen degenerieren, wenn sie nicht mehr im Zusammenhang eines ganzen Wärmesystems stehen. Das geschieht in der Regel durch Erschöpfung oder auch wenn bestimmte Bereiche des Körpers nicht mehr im Zusammenhang versorgt werden. Ganz praktisch heißt das, dass man eine möglichst gute gedankliche Vorstellungskraft den Handlungen, beispielsweise dem Kochen zugrunde legen sollte, aber auch in verschiedenen anderen Bereichen gute Vorstellungen bilden sollte, die zu Empfindungen führen, und die letztlich Wärmekraft bis hinein in das Zellsystem organisieren.

Das ist ein Bereich, der natürlich nicht ganz einfach ist. Das muss der Mensch erst lernen und über Jahre weiterentwickeln. Da sind wir in einer Kultur, die noch nicht vollendet ist, sondern noch ganz am allererersten Anfang steht.

## Das Quadrat und seine Bedeutung für den Menschen

Ganz interessant ist die Beobachtung, die ich noch schildern möchte, zu dem, was das Quadrat ist: Dieses Quadrat habe ich extra einmal herausgegriffen, weil ich die Häuser ringsherum angeschaut habe. Wenn ich nur die Eingangstafel mit den Symbolen ansehe, da ist in 17 Quadraten die Verteilung des Gebäudes angezeichnet. Da dachte ich daran: Jetzt habe ich alles in meinem Hause rund gemacht, dann komme ich hierher nach Belgien und es ist alles schön rechteckig und quadratisch, und dann bemerke ich aber, das passt hier sogar. Wenn ich in meine Räume ein quadratisch geformtes Möbelstück hineinstellen würde, dann würde das gar nicht passen. Dann forsche ich weiter. Warum bevorzugt man hier das Quadrat oder das Rechteck und warum wirkt es hier so ruhig, harmonisch? Dann komme ich hier an und bin schon so hungrig, dass ich gar keine Geduld mehr habe. Dann stoße ich auf die Kollegen hier und die haben die Ruhe weg. Da fällt mir schon in Belgien im Vergleich zu Italien auf, dass es hier so gemächlich ruhig ist, während es in Italien doch bewegter zugeht, so dass man schon gar nicht mehr mitkommt. Hier gibt es wenig Emotionen, in Italien dagegen große Emotionen. Dann nehme ich das Quadrat. Es wirkt ruhig. Ein Haus, das gut in der Metrik gebaut ist, mit rechteckigen Formen oder Quadraten, wirkt allgemein sehr ruhig.

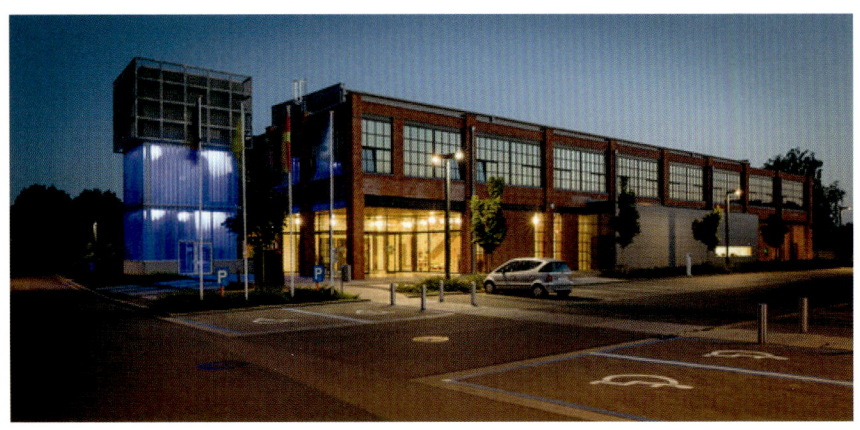

Das Kongresszentrum in Herzele
mit seinen quadratischen und kubischen Formen

Jetzt kann ich sagen, der Wärmeäther wird durch den Tetraeder charakterisiert, der einen Umkreis hat und einen Mittelpunkt zentriert. Dieser Kreis mit seiner Mitte ist repräsentativ für den Wärmeäther und er wird auch repräsentativ für das Organ des Herzens stehen. Das Quadrat dagegen ist repräsentativ für die Lunge und die Lunge gibt dem Menschen Ruhe. Das Herz hält mehr die Zirkulation und die ganze Wärmekraft im Organismus aufrecht, es muss auch ständig ausgleichen. Nicht dass wir die beiden Organe gegeneinander bewerten wollen, aber die Lunge ist eher das Zeichen für Ruhe im Sinne des Quadrates. Versucht man das auf Ätherkräfte weiter zu denken, dann kommt man auf den sogenannten vitalen Äther oder Lebensäther.

Dieser Lebensäther ist sehr geheimnisvoll. Man kann durchaus sagen, dass gewisse Anlagen in jeder Familie, in jedem Volk, in jeder Art Zone leben. In Italien lebt beispielsweise der sogenannte Lichtäther relativ stark, in Deutschland sollte eigentlich der Wärmeäther mehr leben und in Belgien – ich habe schon hingewiesen auf das Quadrat – der Lebensäther. Das heißt in diesen Zonen sind starke Anlagen und Tendenzen für den Lebensäther gegeben. Wichtig ist aber, dass man den Wärmeäther nicht höherwertig als den Lichtäther ansieht usw., sondern es sind grundsätzlich nur Qualitäten. Für den Lebensäther wird man eher die Grundlage für die Zentrierung sehen, was man im Quadrat sehr leicht empfinden kann, denn da ist eine starke zentrierende Kraft nötig.

Man kann das wieder auf die Ernährung beziehen: Wenn das Minerali-
sche und grundsätzlich auch das ganze Nahrungsmittel gut zentriert ist,
dann ist es außerordentlich lebenskräftig vom Lebensäther durchwoben.
Es ist nicht Wärme, sondern es ist wirklich Zentrierung. Diese Zentrierung entwickelt sich z.B. auch in der Gestaltung in der Pädagogik, indem
man eine Wahrheit oder eine Weisheit nicht unendlich mit Informationen
belegt, sondern indem man eine Weisheit zentriert und wesentlich auf
den Punkt bringt. Es existiert heute mit der Informationsfülle eine große
Schwierigkeit für den Menschen. Sie schwächt die Weisheit des menschlichen Bewusstseins, weil sie nur Belastung bringt auf das Nervensys-
tem. Wenn bei einer Sache die gesamte Ausrichtung mit einer guten Klarheit erfolgt und diese bis in die Tiefe geführt wird, dann stärkt sie die
Lebensätherkräfte. Das heißt, die Zentrierung zu einer Erkenntnis – und
es genügt *eine* Erkenntnis, wenn man sie richtig erfahren hat – stärkt die
Lebenskräfte.

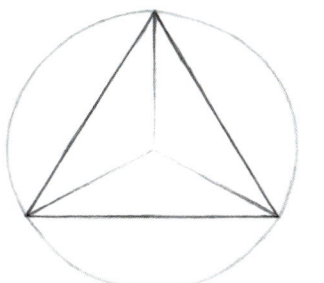 

Der Tetraeder besitzt einen Umkreis und ein Zentrum. Er steht damit
repräsentativ für den Wärmeäther.

Das Quadrat zentriert sich ebenfalls für die Empfindung zu einem
Zentrum und in die Tiefe. Es vermittelt Ordnung und Ruhe und
steht damit repräsentativ für den Lebensäther.

# Mensch und Karma

## Vortrag vom 4. Mai 2019 in Herzele

Nun kommen wir zum zweiten Teil unseres Studientages mit einem zunächst ganz unterschiedlichen Thema. Hoffentlich gelingt es mir bei der Betrachtung des *karma*, die bisherigen Fragen des Studientages mit zu beantworten und auch das Thema der Ernährung in die gesamte Orientierung der Aussagen einzubringen.

Wir hatten bereits im ersten Vortrag ausgeführt, dass der Mensch aus diesen drei Gliedern, Körper, Seele und Geist besteht. Die Seele lebt nach dem Abscheiden des Körpers weiter und auch die geistige Kraft bleibt bestehen, nachdem der Mensch die Todespforte passiert hat. Nun wurde der Begriff *karma* bereits in der Anthroposophie relativ gut ausgearbeitet, aber auch in anderen esoterischen Bereichen wurde das Wort *karma* vielfach geprägt. Es erscheint zu Beginn relativ wichtig, sich eine Grundlage darüber zu verschaffen, welche Bedeutung der Begriff ursprünglich hatte.

Der *karma*-Begriff stammt aus einer relativ alten Zeit und führt sich auf die Wurzel *kr* zurück. Diese Wurzel *kr* besitzt zwei Laute: *k* und *r*, wobei das *r* in der Sanskritsprache ein Selbstlaut ist. *Kr* wird schließlich zu *karma* geformt und heißt nichts anderes als tätig sein, tätig werden, Arbeit, Aktion, Werk. Allgemein versteht man heute in den verschiedenen Esoterikbereichen unter *karma* weniger das Tätigsein, sondern man meint mit dem Begriff, dass jede Tätigkeit oder jede Aktion, die der Mensch vollbringt, etwas bewirkt, eine Folge mit sich trägt. Damit benennt man eine Gesetzmäßigkeit von Ursachen und Wirkungen: Jede Tätigkeit, die wir in diesem Leben ausführen, wird eine Folge für die Zukunft haben, sei es für dieses Leben oder auch für ein späteres.

Indem man ein früheres Leben, wie auch ein späteres oder ein folgendes Leben einbezieht, gewinnt das Thema natürlich noch eine sehr geheimnisvolle Dimension. Man könnte sich die Frage stellen, warum man gerade in diesem Lande geboren ist, warum man als Frau oder als Mann geboren wurde, warum man als kleiner Mensch oder als sehr großer Mensch geboren wurde, oder man kann sich fragen, warum jemand so selbstverständlich musikalische Anlagen besitzt und selbst ist man wie unbeholfen auf dem Gebiet der Musik?

Es gibt nun – und diese Auffassung muss ich gleich verneinen – die schnelle und banale Schlussfolgerung, dass man, wenn man etwas gut kann, meint, man wäre in einem früheren Leben auf diesem gleichen Gebiet sehr viel tätig gewesen. So führt vielleicht jemand, der heute sehr beweglich mit 60 Jahren noch die Yogastellung des Rades ausführen kann, diese Fähigkeit darauf zurück, dass er vermutlich im früheren Leben schon sehr viel Yoga trainiert hatte. Wer aber Fortschritte im Sinne einer wirklich guten Erkenntnisbildung auf dem spirituellen Weg machen möchte, muss sich diese Art Schlussfolgerung regelrecht verbieten. Diese Schlussfolgerung wäre nämlich nur Spekulation, und es ist sogar noch drastischer auszudrücken: Schon die Art, wie sie getätigt wird, ist grundsätzlich falsch. Was der Mensch früher war, verbirgt sich vollkommen im nächsten Leben und wenn heute jemand ein gutes Musiktalent besitzt, dann darf man eher sogar auf das Gegenteil in einem früheren Leben schließen. Grundsätzlich sollte man aber mit spekulativen Äußerungen und allerlei Schlussfolgerungen nicht an das große Gebiet der Reinkarnation und Wiedergeburt herangehen.

Das Wort *karma* entspringt dem indischen philosophischen Gedankengut. In den meisten Fällen wird dieses Wort auf relativ triviale Weise gebraucht und besagt, dass gute Handlungen gute Früchte hervorbringen und schlechte Handlungen schlechte.

Um den Grundgedanken des *karma* zu verstehen, muss man die Entwicklungsfrage des Menschen auf intensive Weise studieren, denn es sucht sich beispielsweise der Einzelne bestimmte Schwierigkeiten und Hindernisse im Leben, da er durch diese in seiner Selbstkraft wächst und ein erweitertes Bewusstsein gewinnt.

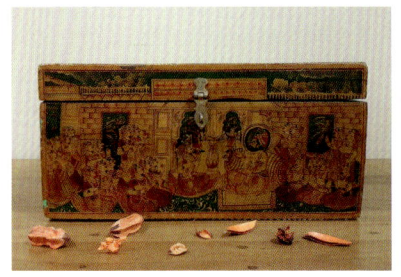

sanchita karma – das angehäufte, ruhende *karma*. Schicksal, das auf den Menschen wartet. *Karma*, das noch nicht zur Wirksamkeit kommt.

*Parabda karma – karma*, das schon zu Lebzeiten zur Wirksamkeit kommt.

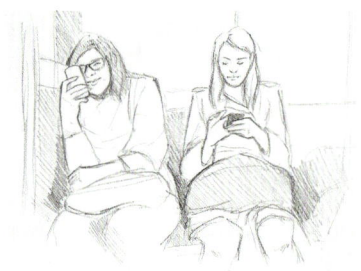

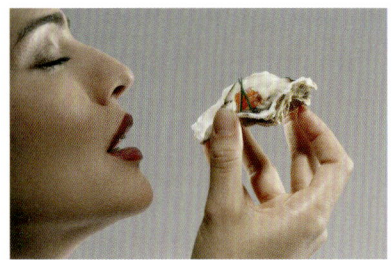

*agami karma* – Schicksal, das sich in die Zukunft entfaltet.

# Unterschiedliche Formen des Karma

Wenn man den Begriff näher beleuchten möchte, dann kann man sagen: Es gibt das *karma*, das gewissermaßen im Menschen verborgen liegt. Damit gibt es Wirkungen unmittelbarer Art, die man noch gar nicht sieht. Es gibt sehr viel im Menschen, das wie in einer Truhe verborgen liegt, von dem er keine Ahnung haben kann, das wartet, aber nicht unbedingt eintreten muss. Wie viele Menschen haben beispielsweise eine latente Krankheitsanlage? Sie kann zu irgendeiner Zeit eintreten, aber es ist nicht unbedingt definiert, dass sie eintreten muss. Dieses angehäufte, aber noch im Verborgenen ruhende *karma* wird *sanchita karma* benannt.

Das *parabda karma* ist dagegen schon in diesem Leben erkennbar, beispielsweise im Sinne von Depressionen, Krankheiten oder entsprechenden auch im Gegenteil dazu befindlichen positiven Voraussetzungen, Promotionen usw.

Und schließlich können wir uns mit der großen Frage des *agami karma* auseinandersetzen, das in diesem Leben neu geschaffen wird und in die Zukunft eines nächsten Lebens reicht. Wir könnten uns beispielsweise die Frage stellen: Wenn wir in Genüssen schwelgen und uns nicht weiter mit dem Inhalt des Genusses auseinandersetzen, hat das vielleicht eine karmische Folge für die Zukunft?

# Karma kollektiver und individueller Art

Dann müssen wir noch eine ganz wichtige Unterscheidung treffen, die man gerne vergisst, nämlich die Unterscheidung zwischen dem, was vom individuellen Menschen kommt und dem, was sich aus dem Kollektiv am einzelnen Menschen spiegelt. Grundsätzlich gibt es einen Zusammenhang zwischen diesen beiden Bereichen. Gerade die letzten 20 Jahre habe ich in verschiedensten Forschungen feststellen müssen, dass es ganz viele Personen gibt, die krank werden, aber deren Krankheit nicht unbedingt aus dem persönlichen Schicksal allein zu erklären ist. Die Krankheit entsteht beispielsweise, weil der Mensch den zeitbedingten Krankheitseinflüssen, den vielen Umweltbelastungen und allgemein den Anforderungen der Zeit sehr stark ausgesetzt ist und ihm die adäquate Kraft des Reagierens fehlt. Der Mensch wird aufgrund der Umwelteinflüsse leichter krank.

Ein Beispiel, das aus der Beobachtung dieser Sachverhalte resultiert, will ich einmal erwähnen: Eine Person, die ich relativ gut kannte und dann etwa 20 Jahre nicht mehr gesehen hatte, verstarb plötzlich. Sie verstarb an der so gefürchteten Krebskrankheit. Gleichzeitig ist aber ihr Mann Arzt gewesen und er ist heute noch Arzt. Zusammen leiteten sie über viele Jahre hinweg Seminare zur Unterstützung gerade bei den verschiedensten Krebserkrankungen. Diese Person kannte deshalb die Umstände dieses Krankheitsbildes und opferte sich während ihres Lebens sehr viel für die Kranken, die zu ihr kamen, auf. Plötzlich verstarb sie selbst. Ihr Mann sagte: „Ich sah, wie es plötzlich Veränderungen bei ihr gab, und so schnell konnte ich gar nicht reagieren, innerhalb weniger Wochen kam es zum Ende." Ein Blick in das Nachtodliche, das nicht leicht zu erforschen ist und wirkliche Forschungsarbeit erfordert, zeigt, dass diese Frau nicht aus eigener Ursache an der Krankheit verstorben war, sondern dass sie sich gewissermaßen wie bereitwillig für ein größeres Ganzes hingeopfert hat. Sie wurde, als die Krankheit diagnostiziert wurde, durchaus noch mit einigen Heilungschancen befunden. Aber nach dieser ersten Diagnose kam gleich eine zweite hinzu, sie hatte noch einen anderen, versteckteren Herd in sich, es hatte sich noch eine zweite, viel schlimmere Art des Karzinoms gebildet. So nahm sie unmittelbar die Umgebung bzw. Schicksale aus der Umgebung zu sich und dies führte recht schnell zum Tode.

Wenn man die einzelnen Verhältnisse betrachtet, dann gibt es natürlich schon Schwächen oder gewisse Dispositionen, jedoch darf man nicht beim Individuum allein stehenbleiben. Das Individuum ist in Verbindung mit anderen Menschen und diese wiederum werfen eine Wirkung auf den Einzelnen zurück. Der *karma*-Gedanke kann nur allein auf einen Menschen bezogen gar nicht gedacht werden. Es ist immer das Tätigsein bzw. das Wesen der Arbeit der Verwirklichung und deren Folgen in einem größeren Zusammenhang zu sehen.

Und nun gibt es noch einen Begriff, den ich ebenfalls am Anfang erwähnen möchte, und das ist *ahaba karma*. Diesen Begriff habe ich selbst geprägt, man wird ihn in der Literatur nicht finden. Er betrifft die Frage, warum sich der Mensch gewisse Hindernisse sucht. Man könnte sagen, es fehlt dem Menschen etwas in der Entwicklung, wenn er sich keine Hindernisse sucht. Wir hatten heute schon diesen Gedanken erwogen, dass die beste medizinische Versorgung, die beste Ernährung, die beste Grundlage im Freundschaftskreis und schließlich die optimalen Lebensbedingungen vermutlich den

Einzelnen zu unendlicher Langeweile und nicht zuletzt sogar zu Depression oder Lebensunlust führen würde. Für die Entwicklung braucht der Mensch aber Anforderungen und sogar regelrechte Hindernisse. Würden alle Hindernisse fehlen, dann würde gerade diese verhängnisvolle Situation des Unterfordertseins und damit der Entwicklungsstagnation eintreten. Wenn man zu wenig Hindernisse hat, ist es wertvoll, sich Ziele und Aufgaben im Leben selbst vorzunehmen, die eine Herausforderung an die Seele und an das geistige Potential stellen. Die schlimmeren Umstände im Leben bestehen tatsächlich darin, dass der Mensch falsch gefordert oder ständig unterfordert ist und durch falsche Anforderungen gerade das Gefühl haben muss, ständig überfordert zu sein. Die falschen Anforderungen und Unterforderungen ergeben genau das Bild des Gefühls von Überforderung. Es ist eine außerordentlich wichtige und weitreichende Aufgabe für die Zukunft, beispielsweise für eine gute Medizin und allgemein für eine gute Perspektive und für ein entsprechendes bewusstseinsbildendes Fortschreiten des Menschen, dass er sich rechte Aufgaben stellt, die Herausforderungen darstellen, aber natürlich nicht zu Überanstrengungen und Verausgabungen führen. *Ahaba karma* führt aber gerade zu dieser Disposition, dass man sich im Leben ständig unbewusst Hindernisse sucht, um in der Entwicklung voranzuschreiten.

Will man jetzt das *karma* weiter erforschen, dann erscheint es sehr sinnvoll, sich in einige Verhältnisse auf ganz bestimmte, gezielte Weise hineinzufühlen zu lernen. Wenn sich zwei Menschen begegnen, dann gibt es bei dieser Begegnung eine bewusste und wahrnehmende Wirklichkeit für jeden Einzelnen, gleichzeitig findet bei der Begegnung aber auch eine unbewusste, untergründige Bewegung statt, die der Einzelne zu wenig wahrnimmt. Kleine Ausschnitte davon kennt der Mensch, indem er beispielsweise zehn Jahre nach einer Begegnung mit einem anderen Menschen plötzlich bemerkt, dass der allererste Eindruck, der aber sehr tief und fast unbewusst war, doch der richtige gewesen ist.

Man studiere deshalb einmal, wie Menschen zusammenkommen. Es gibt Menschen, die man sehr schnell vergisst, und dann finden wieder Begegnungen statt, die man gar nicht mehr vergisst. Man könnte sich nun die Frage stellen: Warum vergisst man den einen und warum erinnert man sich pausenlos, ja fast wie fasziniert immer wieder an den anderen? Man erlebt vielleicht den anderen, dass er wie in Gedanken hinterhereilt und man beginnt sogar, gewisse Phantasien über diesen Menschen zu hegen.

Gefühle in der Beziehung
von Mensch zu Mensch

Gefühle in der Beziehung des
Individuums zur Gemeinschaft

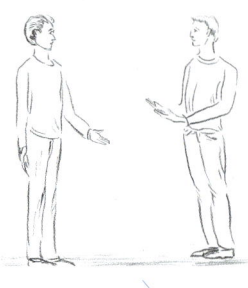
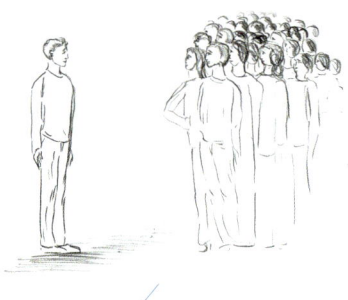

Wie nimmt man den anderen Menschen wahr?

Erlebt man ihn, wie wenn man ihn immer schon gekannt hätte?

Fühlt man eine untergründige Beziehung zu ihm?

Man achte ganz besonders auf all jene Gefühle, die die Seele nicht mehr loslassen, die die Aufmerksamkeit wiederholt in den Bann ziehen und die sich in Wiederholungen unterschiedlichster Art zeigen.

Wie stand man früher einer Gemeinschaft gegenüber, wie steht man heute einer Gemeinschaft gegenüber?

Bedeutungsvoll sind die Gefühle, wie man in der Jugend zu anderen in Beziehung stand und eventuell auch im Erwachsenenalter noch in Beziehung steht.

Übernimmt man beispielsweise relativ frühzeitig eine Vorbildrolle oder eine Führungsrolle für andere?

Aus diesen Beobachtungen heraus wird man so leise darauf aufmerksam, dass man sich wohl in einem früheren Dasein schon einmal in irgendeiner bestimmten Konstellation begegnet ist. Nun besteht aber die wesentliche Aufmerksamkeit darin, dass scheinbar aus einem früheren Dasein bis zum heutigen Tag eine Beziehung besteht und diese mit der Begegnung plötzlich wieder reaktiviert wird. Es ist aber günstig, Schlussfolgerungen zu meiden, denn es kann sein, dass sich heute zwei Personen in einem Sportverein begegnen, und man darf nicht daraus schlussfolgern, dass das früher ähnlich gewesen sei. Man weiß nicht, ob man früher

Feind oder Freund war. Heute ist man Freund, aber war man das immer? Das weiß man nicht. Grundsätzlich besteht ein ersten Schritt darin, verschiedene Begegnungen näher betrachten zu lernen, sie etwas mehr sich zu Bewusstsein zu führen und damit seine Empfindungen, seine Gefühle auch kennenzulernen.

Diese Betrachtungen kann man zwischen Menschen, gerade in einzelnen Begegnungen sehr gut absolvieren. Wie steht aber der Einzelne einer ganzen Gruppe oder einem ganzen Dorf gegenüber? Auch diese Beobachtung bis hinein in etwas tiefere, intimere Gefühle, in Gefühle, die man nicht sogleich kennenlernt, sondern die man erst einmal etwas hervorlocken muss, ist wertvoll.

Man kann sich beispielsweise ganz besonders die Jugendzeit vergegenwärtigen. Ist jemand in der Jugendzeit schon tendenziell ein Vorbild für andere Menschen gewesen? Ist er im positiven Sinne als Vorbild für andere aufgefallen oder lebte er in der Jugendzeit, vielleicht bis in die frühe Erwachsenenzeit eher still und ohne größere Aufmerksamkeit von anderen zu bekommen? Man wird feststellen, dass es vielleicht jemanden im Dorf oder in der Gemeinschaft gibt, der dazu neigt, von anderen als Ideal betrachtet zu werden und durchaus auch schon in jungen Jahren viel zu sagen hat. Nun darf man natürlich fragen, gleich ob man es selbst ist oder ob es sich um eine andere Person handelt: Woher kommt dies, dass andere Menschen jemanden als Vorbild suchen, ihn fast als Lehrer schon im Alter von 16 Jahren respektieren und sagen: „Du musst nach vorne gehen, du kannst etwas dazu sagen"?

Nun ist es interessant, wenn man dieses Verhältnis des Einzelnen zu einer Gemeinschaft gut studiert, erst einmal die Idee darauf auszurichten, was in guten geisteswissenschaftlichen Schriften darüber zu erfahren ist. Man muss es nicht glauben, aber man sollte sich zunächst daran orientieren, was Persönlichkeiten, die in Kenntnis der Sache sind, dazu sagen. Man sollte zumindest nicht einfach schlussfolgern. Wenn jemand mit 17 Jahren als Lehrer angenommen wird, so ist der Schluss nicht richtig, dass er in einem früheren Dasein ebenfalls eine besondere Lehrerpersönlichkeit gewesen sein muss. Dieser Schluss ist nicht richtig. Es ist in den seltensten Fällen so evident, dass genau dies zutreffen würde. Grundsätzlich sind Schlussfolgerungen auf diesem Gebiet, um es noch mal ganz deutlich zu betonen, unbedingt zu meiden.

Wenn jemand aber eine solche Vorbildfunktion sehr früh besitzt, dann kann man eher davon ausgehen, dass er im früheren Dasein verworfen wurde. Er wurde vielleicht von der Gesellschaft stigmatisiert, ausgeschlossen, als „Verrückter" bezeichnet, als einer, den man nicht gerne sieht. So kann man sich ganz allgemein eine Orientierung mit diesem Gedanken aneignen, dass gerade, wenn Personen verworfen werden – sie werden ja fast immer zu Unrecht verworfen –, diese Personen später in eine Lehrerfunktion eintreten.

Wie sich das über die nachtodliche Welt verhält und wie sich das eben genau in eine Art bildhafte Umkehrung prägt, ist durchaus eine sehr langwierige Forschungsarbeit, aber man kann einmal davon ausgehen, dass tatsächlich die geistige Welt sehr häufig eine Umkehrung provoziert, damit die Entwicklung auf diese mysteriöse Weise weitergehen kann.

Zum kollektiven *karma* gehört das Familiäre, Sippenhafte und Nationale.

Das individuelle *karma* besitzt im eigenen Inneren seine wesentliche Ursache.

## Die Seele nach dem Tode

Wir hatten heute Nachmittag bereits Ausführungen darüber gemacht, dass der Mensch Materialist wird, wenn er auf die Ernährung bezogen nur der Frage nachgeht, was er essen soll und wie er konsumieren kann, damit er im Leben am besten abschneidet. Für die Seelenwelt gilt im Unterschied hierzu viel mehr die Beziehung, die der Mensch wirklich in seiner Seele knüpft. Die Beziehungssphäre, die er beispielsweise zur Ernährung, aber nicht nur zur Ernährung, sondern auch zu den Mitmenschen und zur Außenwelt seelenvoll knüpft, ist bedeutungsvoll auch für das Weiterleben der Seele nach dem Tode. Diese Dimension entzieht sich bereits der materiellen Welt, denn die Beziehung, die der Mensch wirklich in seiner Seele hat, ist in der Regel nicht immer sogleich sichtbar im irdischen Dasein.

Und schließlich hatten wir eine dritte Dimension in Bezug zur Ernährung formuliert – und es ist gut, wenn man sich auch mit dieser dritten Dimension auseinandersetzt und diese eigenständig formulieren lernt – und das ist die geistige oder schöpferische Dimension. Dasjenige, was der Mensch in eine weitere Mobilisierung, Veredelung, in eine höhere Metamorphose, also in eine Verwandlung führen lernt, das ist für ihn schließlich im Geistigen eine große Substanzkraft. Der Mensch ist immer mit einem physischen Körper, der natürlich entsprechende Probleme zeigen kann, ausgerüstet. Und er besteht aus einem Seelendasein, das ein mittleres Dasein einnimmt, aber schon weiter existiert nach dem Tode, und schließlich besteht er aus einer geistig-schöpferischen Dimension.

Wenn wir versuchen, diese drei Dimensionen deutlich genug ins Auge zu fassen, dann stellt sich die Frage: Wohin geht die Seele nach dem Tode? Und ganz naiv, ganz unschuldig, wie man es den Kindern noch erzählt, könnte man sagen: Die Seele geht in den Himmel. Diese Aussage „sie geht in den Himmel" ist gar nicht einmal so ganz verkehrt, denn die Seele ist zu Lebzeiten im physischen Leib beheimatet, sie bleibt aber nicht allein beschränkt auf dieses physische Leben. Es wäre ein hoffnungsloser Gedanke, wenn man davon ausgehen müsste, dass all das, was im Seelenleben existiert, mit einem Todesereignis vorbei wäre. Es ist aber ein hoffnungsvoller Gedanke, wenn man davon ausgeht, dass die wirklichen Beziehungen, die der Mensch erlebt und geschaffen hat, die er auf möglichst günstige Weise weiterentwickelt hat, auch noch bestehen bleiben, nachdem der physische Körper abgeschieden ist. Es gibt manchmal sogar die Schilderungen, wie Personen, nachdem ein Freund, ein Bekannter oder eine nahestehende Person abgeschieden ist, diese nun näher um sich herum, näher in ihrer Sphäre spüren. Sie spüren eventuell auch, dass diese Person, die abgeschieden ist, etwas mitteilen möchte oder dass sie freundschaftlich weiter im Sinne eines angenehmen Berührtseins der Seele bleibt.

Ich erinnere mich an zwei Bergsteigerkollegen, die dies sehr unkompliziert und naturgemäß nach den Gefühlen geschildert haben. Die eine Person sagte: „Es ist erstaunlich, mein Kollege ist in den Tod gekommen am Berg. Ich bin sehr vorsichtig geworden, aber es ist eigentlich gar nicht primär die Vorsicht, ich bemerke, wie nun der Kollege mich begleitet und sogar schützt." Und eine andere Person verlor einen sehr jungen Freund, der erst 19 Jahre alt war, und diese Person sagte dann zwei Jahre später:

„Es ist schon erstaunlich, seitdem unser junger Freund verstorben ist, hat sich unser ganzes Leben ins Positive verändert."

Kann man sagen, es ist ein Schicksal mit schlimmen Folgen, wenn jemand verstirbt? Im Irdischen ist es immer ein schwerer Schlag, wenn jemand gerade in jungen Jahren plötzlich aus dem Leben gerissen wird. Eine etwas gefasstere, etwas unabhängigere Beobachtung jedoch zeigt, dass diese Seele nicht abwesend ist, und man kann sich unter Umständen nach dem Todesereignis sogar beschützt, viel vertraulicher oder viel mehr in Beziehung fühlen, als zuvor.

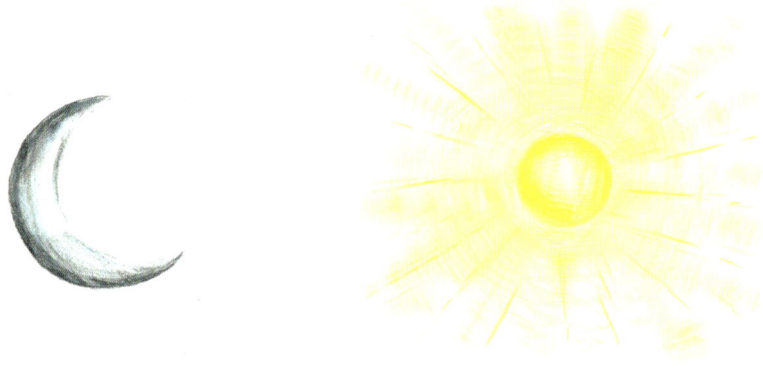

Die Seele geht nach dem Tode in den Himmel.
Das Wort Himmel bedeutet in konkreter und direkter Weise,
dass sie in die Planetensphäre übergeht.

Wohin geht nun die Seele nach dem Tode? Auf dem Bild hier sind der Einfachheit halber nur zwei Planeten, die Sonne und der Mond, dargestellt. Für ein Studium ist es aber sinnvoll, die gesamte kosmisch astrale Sphäre miteinzubeziehen. Zunächst fällt auf, dass das Licht von der Sonne unmittelbar ausstrahlt, ein Trabant wie der Mond aber das Licht nur reflektiert. Dem Mond kann man kein eigenes Licht zuschreiben.

44

Auch die folgenden Planeten, die zum Sonnensystem gehören, sind durch die Sonne im entsprechenden Reflektieren begriffen. Nun geht die Seele, die sich vom physischen Leibe loslöst, in den Himmel über, sie geht genau in diese Sphäre der Planeten hinein. Man darf das aber nicht so sehen, wie wenn ein physischer Mensch da hineingehen würde. Günstiger ist es, den Gedanken so aufzubauen, dass es ein Licht gibt, das wie die Sonne strahlt, und dann gibt es ein Licht, das reflektierend ist wie der Mond.

Wenn man das Mondenlicht mit dem Sonnenlicht vergleicht, wird man schon gefühlsmäßig auf einen großen Unterschied aufmerksam: Das Sonnenlicht wirkt unmittelbar, es berührt die Peripherie des Menschen, aber das Mondenlicht, wenn man es sich bei einem Monden-Spaziergang vergegenwärtigt, wirkt gar nicht so sehr berührend an der Peripherie, es wirkt eher nach innen, durchdringend, und es wirkt etwas lau, nicht sehr stark. Man hat nicht das Gefühl, dass es sich um ein sehr substantielles Licht handelt. Es ist mehr wie ein Strom, fast wie etwas Wässriges. Und indem man sich nur einmal diese Gefühle vorstellt, die durch diese ganz unterschiedlichen Lichtqualitäten entstehen, bemerkt man, dass der Kosmos mit seinen Lichtäußerungen nicht immer gleich ist, er besitzt ganz unterschiedliche Qualitäten.

So kann man Lichtqualitäten an der Venus beobachten, die wieder ganz anders sind, als die des Jupiters. Die Abstimmungen sind natürlich bei diesen Planeten nicht so signifikant, wie bei Sonne und Mond. Wenn aber der Mars richtig schön rötlich am Himmel leuchtet, bemerkt man doch auch ein relativ starkes Empfindungsgefühl.

Und nun ist es interessant, sich die Frage zu stellen: Wo geht die Seele hin? Sie geht genau in diese Lichtsphären der Planeten, in diese jeweiligen Dimensionen des Kosmos über. Sie wird nun gerade in den Bereichen ihre wesentlichste Heimat suchen, in denen sie auch ihre meisten Anlagen gehabt hat. Auch wird sie ganz besonders dort den schönsten Aufenthalt nehmen, wo sie zu Lebzeiten am meisten gearbeitet hat.

Wir können den Weg einmal an einem Beispiel skizzieren, wie eine Person bzw. wie das Seelenleben durch diese Planetensphären hindurchgeht:

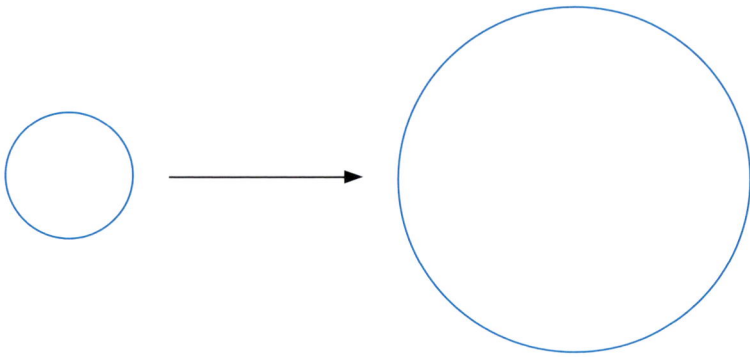

Die Ausdehnung in den Makrokosmos

Während der irdischen Lebenszeit bleibt die Seele relativ stark auf den Leib begrenzt, sie lebt im Mikrokosmos des physischen und psychischen Menschen.

Nach dem Tode verlässt sie den physischen Menschen und gewinnt eine makrokosmische weit ausgedehnte Dimension.

Wir haben hier auf dieser Zeichnung den Mikrokosmos der Seele, der zum Makrokosmos wird. Was gut konsolidiert auf den Körper bezogen ist, geht hinaus in die kosmische Sphäre und wird weit. Es wird sich diese Seele an einer bestimmten Stelle, vielleicht in der Mondensphäre und später in der Jupitersphäre mehr aufhalten, je nachdem wie die Verhältnisse im Irdischen konstelliert waren.

Nehmen wir einmal ein Beispiel: Wenn nun ein negatives Beispiel geschildert wird, dann bitte ich alle Anwesenden, sich nicht dorthin gedrängt zu fühlen, dass sie damit eine Art Gewissensbildung eingeschärft bekommen sollen. Es ist etwas sehr Unsympathisches, das in Kirchen, im Yoga und überall dort, wo man über Religion und über geistige Inhalte spricht, sehr häufig vorkommt, dass man den Menschen mit erhobenen Zeigefinger sagt: „Schau hin, so ist es, deshalb musst du brav leben und darfst dies und jenes nicht tun." Es hat sehr wenig oder, sagen wir, nicht den ausreichenden Sinn, wenn man Handlungen unterlässt, weil man die Strafe des *karma* oder Schicksals fürchtet und sich deshalb genötigt fühlt, ein eher bescheidenes Dasein zu führen. Eine Schilderung wie diese sollte deshalb nicht in diesem Sinne moralisieren, sondern vielmehr das Forscherpotential in jedem Einzelnen anregen.

Nehmen wir deshalb zu Forschungszwecken ein Beispiel: Eine Person, sagen wir eine weibliche Person, die es tatsächlich gibt, hat ein großes Problem mit ihrem Beruf. Sie hatte nicht ordentlich und viel gelernt und kam nicht recht viel weiter als zu einer Assistenzstelle. Sie verschaffte sich jedoch über viele Jahre hinweg eine bessere Position, indem sie immer wieder auf Dritte, die ihr eigentlich überlegen sind, projizierte. Sie ging sogar sehr weit in ihren Projektionen, indem sie in der Dorfgemeinschaft und darüber hinaus bis in eine breite Öffentlichkeit allerlei Lügen über Dritte verbreitete, die ihr scheinbar überlegen sind. Sie sagte über ihren eigenen Universitätsdozenten, bei dem sie im Studium besonders schlecht abgeschnitten hatte, er sei ein so unvollkommener Mensch und sei so schlecht in seinem Charakter, dass er es in seinem ganzen Leben zu nichts gebracht hätte. Dieser aber hatte einige Bücher mit Erfolg publiziert. Die Projektion – ich glaube, das Wort ist bekannt – heißt ja nichts anderes, als dass man sein eigenes Unvermögen auf den anderen hinüberwirft. Meist sind Projektionen mit Schuldzuweisungen verknüpft und nehmen sehr einseitige Bewertungen und negative Werturteile an.

Im irdischen Leben beginnt sich eine Art Umhüllung bei dieser Person zu zeigen. Das Schicksal nimmt schon im irdischen Leben seinen Verlauf, indem gerade diese Person, die so viel projiziert, durch die eigene Hüllenbildung gar nicht mehr in Beziehung treten kann. Eine regelrechte, freie Begegnung wird für diese Person, die zu viel projiziert und Schuldzuweisungen macht, gar nicht mehr gesund möglich. Nun tritt der Fall ein, dass diese Person verstirbt und in die makrokosmische Sphäre übergeht. Die Seele geht dort hinüber, wo sie eigentlich auch ihren kosmischen Heimatsursprungsort hat.

Der physische Teil des Leibes ist nicht mehr verfügbar und – dies ist ganz wichtig zu bemerken – es ist auch nicht mehr der andere verfügbar, auf den man etwas projizieren kann. Nun befindet sich die Seele im eigenen Hüllenzustand, ohne den eigenen Leib und ohne den Leib des anderen. Sie ist gewissermaßen wie aus dem Projektionsfeld herausgerissen. Der

Tod gibt eine ganz andere Seelenstimmung für die entsprechende Person, die eben jetzt gewissermaßen nur noch in den kosmischen Lichtsphären leben muss.

Sie wird nun mit ihrer eigenen Stofflichkeit vertraut. Man kann sagen: der Stoff in der irdischen Welt ist Materie. Wenn jemand auf eisiger Straße stürzt, dann kann ihm jemand die Hand reichen und ihn am Körper aufrichten. Aber im Nachtodlichen ist dieser Halt nicht gegeben, weil es keinen Körper mehr gibt. Im Nachtodlichen des seelischen Daseins berühren sich nur die feineren Lichtqualitäten, die feinere Substanzialität, die die Seele umgibt mit allerlei Empfindung und innerer Gefühlshaftigkeit. Und diese Seele geht nun einen Weg, bei dem sie bemerkt, dass dies, was Projektion ist, nun unmittelbar sie selbst umgibt. Zu Lebzeiten hatte sie auf andere hinüber projiziert, aber nun tritt sie selbst in dieses Feld, das sie selbst ausgesendet hat, ein. Und zwar genau in diese Gefühlsstimmung, in diese inneren Qualitäten, Substanzialitäten, wesenhaften Kräfte, die sie selbst erzeugt hat. Sie bemerkt natürlich bei dem Eintritt in diese eigenartigen Substanzialitäten und Wesenhaftigkeiten die Insuffizienz des eigenen Projizierens.

Die erste Sphäre, die sie einnimmt, ist die der Erde am nächsten stehende, und das ist die Mondensphäre. Wenn man diese Mondensphäre mit ihrer Lichtqualität einmal vergleichsweise mit der Sonnensphäre studiert, dann bemerkt man sehr deutlich, dass diese Mondensphäre etwas diffus, etwas mehr nach innen strömend ist, aber eigentlich kein substanziell kräftiges Licht darstellt. Mit dieser Mondensphäre kann nun das Begehren des Menschen erlebt werden. In der Projektion nimmt ja das Motiv der projizierenden Person, direkt den Verlauf, dass sie dem anderen Schuld einreden möchte, damit sie sich selbst frei von einem negativen Gefühl machen kann. Die eigene Minderwertigkeit, die die Seele zu Lebzeiten gehabt hat, konnte sie hinüberprojizieren auf Dritte.

Welches Motiv lebt dahinter? Wie ist die Beziehung? Die Beziehung ist mondenhaft, diffus. Sie ist nicht sonnenhaft, wahrnehmend, und das Motiv ist nicht anders, als dass man dem anderen eigentlich gerade den Schaden zufügen möchte, den man selbst tragen müsste. Und nun erlebt die Seele mit dem Eintreten in die Mondensphäre und deren diffusen Lichtes etwa ein Gefühl über einige Zeit hinweg, dass ein solches Motiv insuffizient für das Leben ist. Für eine günstige Entwicklungsfrage kann dieses diffuse Projizieren nur als unbrauchbar erkannt werden und genau das erlebt die Seele in dieser Mondensphäre. Dieses Erleben ist deshalb eine Art Reinigung oder Wiederherstellung eines nicht adäquaten, nicht für die Entwicklung brauchbaren Zustandes, aber die Seele weiß jetzt noch nicht, wie der richtige Zustand wäre, das heißt, es bleibt ein Insuffizienzgefühl erst einmal bestehen.

Nun geht die Seele aber weiter. Meistens kann man Übergänge gar nicht so genau trennen, aber man kann sie eben nur in einer gewissen Reihenfolge schildern. Die Seele geht in die nächste Planetensphäre, in die Merkursphäre über. In dieser Merkursphäre bemerkt sie etwas anderes. Sie erlebt ein Gefühl der Untauglichkeit des Handelns. Aber sie erlebt nicht nur dieses Insuffizienzgefühl, dieses Gefühl der Untauglichkeit, sondern sie erlebt es als eine vollkommene Kraftlosigkeit. Sie erlebt das Gefühl einer eigenen Kraftlosigkeit im Handeln. Man kann sich diese Kraftlosigkeit vorstellen, wie wenn man eine Aktion bewältigen möchte und dabei bemerkt, dass man seine Kräfte völlig verausgabt hat und nun die gewünschte Aktion nicht mehr richtig beginnen kann. Man bemerkt, dass man erschöpft ist. Dieses Gefühl steigert sich sogar noch recht stark in einem solchen Fall, der relativ drastisch ist, es steigert sich in dem Sinn, dass man nach Hilfe suchen würde, aber in diesem Zustand feststellen muss, dass es keine Kraftzufuhr gibt. Es bleibt lediglich das Gefühl, dass man seine Kräfte vollständig verausgabt hat.

Und die Seele geht nun weiter nach einiger Zeit in die Venussphäre über. Dort erlebt sie wieder anderes. Sie erlebt die eigenen Taten so, wie wenn sie selbst in den Schmutz eintauchen müsste. Bitte verstehen sie diese Aussagen nicht als Warnung, sondern nehmen sie diese nur einmal als eine Schilderung, die in ein Bild gekleidet ist.

Wie erlebt sich jemand im irdischen Dasein, der auf barstige Weise mit schlechten Ausdrücken andere beleidigt? Man fühlt in den Begriffen der Beleidigung, die sehr derb, obszön oder in irgendeiner Weise sehr unanständig ausgesprochen werden, direkt das Schmutzige. Man bemerkt förmlich auch das astralische Wesen, das mit dem Begriff mitgegeben wird. Aber gerade in der Venussphäre bemerkt der Mensch, dass er eigentlich selbst beschmutzt ist durch die eigene Beleidigung, durch die eigenen Projektionen. Dem anderen Schuld zuzuweisen, alles nur Unlautere lügenhaft nachzusagen, heißt ja nichts anderes, als dass man sich selbst entwürdigt und beschmutzt. Der Mensch leidet unter diesem Stoff des Schmutzes. Er lernt förmlich daraus, dass dieser Stoff nicht sehr zuträglich ist.

Die Seele geht aber wieder weiter, sie geht in die Sonnensphäre über und in dieser Sonnensphäre – das ist eigentlich schon der Kernteil des seelischen Daseins – sammelt sich gewissermaßen das Potential aller Motive. Hier zeigt sich, ob der einzelne Mensch mit seiner Art des Daseins tatsächlich zu einem Verbundensein mit anderen gekommen ist oder ob er tendenziell mehr Trennungen aufgebaut hat. Die Projektion jedenfalls führt zu Trennungen. So ist eine Haupteigenschaft im Sonnendasein spürbar, in anderen Sphären durchaus auch, aber im Sonnendasein ist eine Haupteigenschaft das Gefühl des Isoliertseins. Man fühlt etwa in diesem Sonnendasein, dass man ein Licht gerne empfangen würde, aber dass genau die Abschirmung entsteht durch die eigene Projektionssphäre, die man selbst erschaffen hat. Man befindet sich deshalb wie in einer Art Verlies.

Nach dieser Sonnensphäre geht die Seele in nächsthöhere Sphären über, die relativ ähnlich erscheinen. Man muss sich dies bildhaft vorstellen und auch für das Gefühl erlebbar machen. Man stelle sich vor, dass gerade eine schöne Geburtstagsfeier stattfindet und nun steht man draußen vor der Türe. Es ist die Türe erst einmal zugesperrt. Und man beginnt zu suchen nach dem Schlüssel, sucht und probiert und findet keinen Schlüssel. Man verzweifelt förmlich an der Handlung und bemerkt, da wäre doch eine schöne Feierlichkeit, aber man ist unfähig, in diese Feierlichkeit einzutreten. Etwa solche Gefühle erlebt der Einzelne durch sich selbst bedingt. Er hat diese Gefühle so im Leben geschaffen, dass sie nun ihm am allermeisten vertraut werden, dass sie ihm zum Hindernis werden, ihn in seinem Seelenleib oder seiner Seelensubstanz nun gefangen nehmen.

Es ist aber für diese Seele damit nicht das letzte Wort gesprochen. Es wird die Seele in irgendeiner, nicht unbedingt schnellen, aber in irgendeiner Zeit wird sie doch wieder ins Erdendasein eintreten. Sie wird nun – und das ist zunächst nur einmal nach den gesetzlichen Abläufen kalkuliert, weil diese Person noch lebt – etwa ein solches Dasein führen, dass sie ständig um ihren Rechtsstatus, um ihren Rechtsstand, um ihre Berechtigung im Leben kämpfen muss. Sie wird kämpfen und sie wird immer wieder Misserfolge ernten, aber sie wird ein Gefühl bemerken, dass sie gar nicht anders kann, als um etwas zu kämpfen.

Wenn man nun von dieser Person einmal absieht und es nur einmal als Beispiel nimmt, wie eine heftige derbe Projektion wirken kann, dann kann man einen Schritt weiter gehen und sich selbst einmal die Frage stellen: Gibt es nicht eine Anzahl von Umständen im eigenen Leben oder im Leben anderer, bei denen ein ständiges Bemühen um eine Sache besteht, aber das Bemühen nicht richtig zum Erfolg führt und dennoch sich innerhalb der Bemühung kein rechter Ausweg zeigen kann? Jedenfalls wird man durch diese Beobachtung feststellen, dass man Gefühle in sich trägt, wie wenn man etwas tun muss, aber man weiß eigentlich schon, dass es im Misserfolg endet. Ein guter Freund sagt dann vielleicht: „Lass es doch sein!" Aber es betrifft einen selbst und man bemerkt, es würde einem etwas fehlen, wenn man es nicht in die Tat bringen würde. Also muss man für eine Sache im Leben eintreten, obwohl man weiß, dass es ein unendlicher Plageweg sein wird.

Aus diesen Beobachtungen heraus kann man einmal vorsichtig den Gedanken oder die Idee entwickeln und sich fragen: Was war im früheren Leben? Habe ich vielleicht in irgendeiner Weise auf eine Sache meine Schuld geworfen, die ich jetzt im Kampfe ausgleichen muss, um einen Status, der mir aber nie zugesprochen wird? Wie viele Personen gibt es, die um Anerkennung kämpfen? Und immer wieder dreht sich das Rad in das gleiche Schicksalsgefüge zurück. Von diesen Schilderungen einmal ausgehend kann man in etwa sagen, dass es eben Bereiche gibt, in denen sich die Seele reduziert.

Jetzt wird es natürlich interessant, damit das nicht einseitig dargelegt wird und vor allen Dingen nicht im Sinne einer Art kosmischen Strafe sogar zuletzt noch missverstanden werden kann, auch die positiven Qualitäten, die sich der Mensch heranbildet, in Kürze zu schildern:

Alles dasjenige, was der Mensch an Qualitäten zu seiner bisherigen Anlage hinzuentwickelt, und alles dasjenige, was er – wie wir beim Ernährungsvortrag gesagt haben – aus der Seele und aus dem schöpferischen Geistdasein beispielsweise zur Nahrung hinzugibt, bleibt unmittelbar als Geistsubstanz bestehen in dem Sinne, dass es wie eine Kraft aus dem

Kosmos sogar zurückstrahlt und der Seele nicht nur ein schönes Miteinander bzw. Verbundensein im Kosmischen gibt, sondern der Seele Freude verleiht.

Ein Beispiel kann einmal dafür geschildert werden: Jemand arbeitet an der Idee, dass er die Umwelt mit entsprechenden günstigen Vorkehrungen unterstützen und die Menschen damit vor Umweltbelastungen schützen möchte. Er arbeitet beispielsweise daran, dass größere Zonen einigermaßen verkehrsentlastet oder sogar ganz autofrei werden. Er lebt – stellen wir uns das einmal so vor – in dieser Intention und sieht dies als ein wesentliches Beispiel für die Zukunft.

Es ist ja eigentlich schon eine Tragik, wenn man den Straßenverkehr und den Flugverkehr betrachtet, dass man das kaum noch als Kultur bezeichnen kann. Man spürt förmlich, dass das so nicht weitergehen kann. Es müssten gerade für die vielen Menschen, die es heute gibt, ganz andere Verkehrswege, ganz andere entlastende Dimensionen des Umganges mit Motoren und ganz andere Verkehrsgetriebe gefunden werden. Jemand lebt nun für diese Idee, erschafft Konzepte, aber die Konzepte werden – wie es meistens der Fall ist – nicht angenommen. Er ist aber von der Wahrheit und Notwendigkeit dieser Sache und seines Konzeptes überzeugt.

Nun stirbt dieser Mensch mit seinen Ideen und war nicht mehr imstande zu Lebzeiten sein Projekt noch zu verwirklichen. Die Idee bleibt nun und die Kraft geht damit dennoch in den Kosmos über. Der physische Tod hat gar nicht so viel zu sagen. Die ganze Kraft, die der Mensch aufbereitet hat, wird nun aus den verschiedenen Planetensphären, sei es aus dem Mars, sei es aus dem Merkur, sei es aus der Sonne, je nachdem wo er seine Hauptgemütsanlage gehabt hat, wieder auf Dritte, das heißt auf die Hinterbliebenen zurückstrahlen. Es ist tatsächlich so, dass es manchmal nicht möglich ist, die Verwirklichung zu Lebzeiten zu vollziehen. Die Kräfte aber bleiben und sie inspirieren wieder Personen, die diesen Zusammenhang weiterdenken.

Ich kannte einen Bergsteiger, der mit 75 Jahren an einer Krankheit verstarb. Zu Lebzeiten gab es kleine Konkurrenzen, aber sie waren unbedeutend. Noch als er im 68. Lebensjahr war, erinnere ich mich, hatten wir gemeinsam eine Erstbegehung angefangen und siehe da, ich komme an die Wand und er war schon in der Wand mit einem anderen Kollegen und machte sie bis zum Gipfel schnell fertig, damit der Ruhm auf seine Seite fällt. Nun, das sind Kleinigkeiten, es sind nicht gerade böse Aktionen. Solche Kleinigkeiten bleiben auch im Kosmos Kleinigkeiten. Aber die gleiche Person – sie verstarb mit 75 – hatte eben noch über die Jahre hinweg die Bitte ausgesprochen, man möge doch seine Erstbegehungen auch etwas besser herrichten, weil er mit seinem Alter nicht mehr imstande ist, die Routen einigermaßen durchgängig und sauber zu halten. Die Haken werden beispielsweise rostig und müssen erneuert werden und manche Blöcke, die vielleicht vor Jahren noch fest waren, werden locker und damit zur Gefahr. Wir hatten – es ist ganz erstaunlich – etwa 15 Touren dieses älteren Erstbegehers wieder hergestellt, aber wir hatten sie nicht nur wiederhergestellt, sondern sie sogar noch in der Linienführung verbessert. Das brachte uns fürchterliche Kritik von der noch lebenden Ehefrau ein. Das Resultat war aber, dass diese Routen mittlerweile, wie man so sagt, zu Bestsellern geworden sind. Sie werden so frequentiert, dass sie kaum ihresgleichen finden. Und bei jeder Renovierung bemerkten wir, wie die Seele uns begleitet und sagt: „Da, gehe um das Eck herüber, da ist noch eine schönere Passage, nehme die noch mit, weiche von der damals von mir gelegten, alten Route ab und nehme die bessere." Die Ehefrau sagt aber, geprägt noch vom irdischen Lebensgefühl: „Ihr könnt doch die Routen nicht verändern!" Die Seele nimmt uns aber direkt bei der Hand und führt uns dahin: „Da, da ist es noch besser!"

Und so entsteht tatsächlich eine Kollaboration zwischen dem Verstorbenen und denen, die weiter arbeiten im Irdischen. Die Seele zu Lebzeiten des älteren Mannes sah, das es gute Touren waren, wie wir sie eröffnet haben, sie war aber nicht mehr in der Kraft, das selbst alles so herausarbeiten zu können. Das sah sie und nahm es mit hinüber in das jenseitige Dasein. Und nun sagt sie: „Meine Touren müssen auch auf dieses Niveau gebracht werden."

# Barack Obama

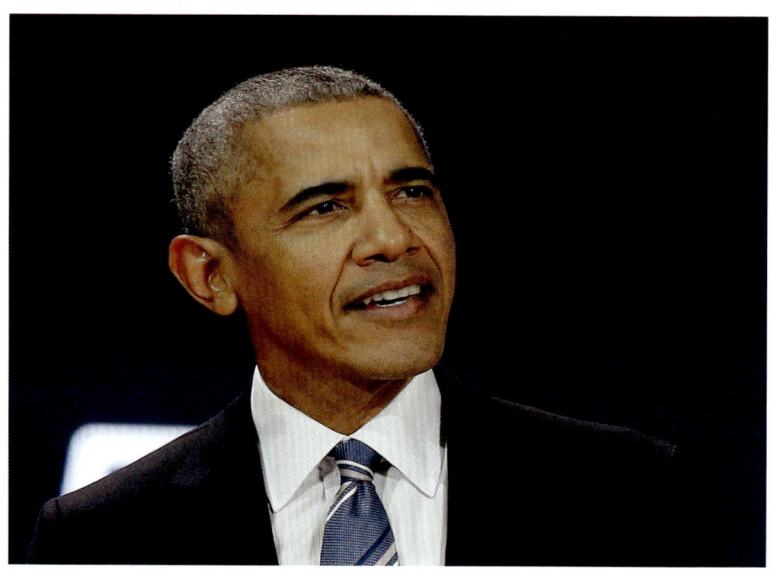

Amerikanischer Präsident von 2009 bis 2017

An dieses Bild möchte ich eine letzte Schilderung knüpfen, die ich aber kurz behandeln möchte: Es ist hoffentlich nicht so, dass jemand sich sofort in Sympathie oder Antipathie zu diesem Bild des ehemaligen amerikanischen Präsidenten Obama einlebt, sondern dass wir es ganz neutral zur Kenntnis nehmen können. Wenn man eine solche Seele einmal erforscht, woher sie wohl gekommen sein kann, dann kommt man auf sehr eigenartige Hintergründe:

Es ist tatsächlich so, wie beispielsweise beim Erforschen einer sehr guten Künstlerin, dass diese Künstlerin im früheren Dasein sehr spirituell interessiert war und sich diese spirituelle Auseinandersetzung nun modifiziert oder in eine Art Metamorphose in eine andere Form gibt, und zwar in eine künstlerische Ausdrucksgebung.

Bei Obama ist bei der Forschung auffällig geworden, dass die Handlungen nicht so richtig in Übereinstimmung zu bringen sind mit dem, was er an Äußerungen gemacht hat. Eigenartigerweise kommen sehr viele Kriege bzw. Interventionen in fremden Ländern zu Tage, mehr als bei den meisten anderen Präsidenten. Gleichzeitig aber konnte er die Soldatenzahl in fremden Ländern von 1,2 Millionen auf 300.000 wieder abbauen. Er versprach in seiner Politik eine mehr friedvolle Haltung. Nun ist die Politik ohnehin kein leichtes Feld, denn der Präsident geht ja in einer Linie von bisherigen Präsidenten weiter. Jedenfalls bei Obama sieht man, wenn man forscht, ein sehr bemühtes Ideal, das sich aber nicht so richtig in der Praxis widerspiegelt.

Die Gründe im Äußeren mögen vielleicht durchaus auch erklärbar sein und wenn man die Seele zu erforschen versucht, dann bemerkt man, dass ein unendlich tiefgründiger Gewissenskonflikt bei diesem Menschen vorherrscht. Dieser zeigt sich beispielsweise darin, dass er bis zum heutigen Tage etwas anderes sagen möchte, als er letzten Endes in die Tat umgesetzt hat. Er ist eigentlich nicht ganz zufrieden, dass er jetzt aus dem Amt ist. Gleichzeitig sieht er die Unmöglichkeit, im Amt überhaupt zu agieren. Und dieser Gewissenskonflikt stammt aus einer früheren Inkarnation, den er eben in die Arbeit, in die Amtszeit als Präsident hinübergeführt hat.

Er war im früheren Leben ein Mystiker. Das Wort Mystiker will ich jetzt weder positiv noch negativ benennen. Der Mystiker beschäftigt sich mit seiner inneren Gotterfahrung, mit seiner Gotterleuchtung. Da er sehr stark in seiner eigenen Gottbeziehung aufgeht, ist die Beziehung beim Mystiker in der Regel nicht so stark in das unmittelbare philosophische Erforschen der Gesellschaft gerichtet. Man kann einen Zusammenhang sogar feststellen, dass Menschen, die zu stark ihre eigenen inneren mystischen Erfahrungen leben, aber mehr im Sinne einer abgeschlossenen Wirklichkeit bei sich selbst oder auch in abgeschlossenen Wirklichkeiten von Gruppen, dass diese Menschen auf der anderen Seite geradewegs dasjenige Gebilde fördern, das der materialistische Fortschritt ist.

Jedenfalls wenn man rückblickend oder auch noch gegenwärtig auf diese Situation von Obama in Amerika blickt, dann ist damit wirklich etwas ständig im Inneren vorhanden, was man als Gewissenskonflikt bezeichnen kann, der zwischen dem besteht, was eigentlich die Seele anlagegemäß an Gotterleuchtung ersehnt und dem, was gerade die materialistische Zeit einfordert und abverlangt.

Es ist ein Konflikt im Gewissen, denn in der Mystik sucht man die Gotterfahrung, man sucht Erleuchtung, in diesem Fall ein Christuserlebnis, da es aber im Inneren mehr bleibt, entsteht gerade zu dieser Zeit ein großer Konflikt und nun sieht man diesen Konflikt förmlich vom früheren Dasein kommen, wenn man das Leben von Obama studiert. Eigentlich will er die Expansion reduzieren, kriegerische Aktionen vermeiden, auf der anderen Seite besteht eine große Zahl von Aktionen in fremden Ländern, wie es sie kaum bisher gegeben hat. Er selbst würde am liebsten alles offenbaren, wie es wirklich ist, und würde alle Truppen gerne zurückziehen. Er würde, genau wie er es in Amerika gemacht hat, alle zur Krankenkasse führen, er hat ja die Idee der allgemeinen Krankenkasse für Amerika erst eingeführt. Es ist eine Aktion, die aus seinem Inneren entsteht. Auf der anderen Seite ist er aber dem Zeitgeist nicht gewachsen und tritt förmlich wieder in die gleiche Konfliktsituation hinein, die eigentlich obligatorisch für diese übergeordneten politischen Aktionen in fremden Ländern ist.

Man kann solche Seelen direkt erforschen, wenn man längere Zeit sich auseinandersetzt und die Frage stellt: Was war diese Person früher, was könnte sie gewesen sein? Man wird zumindest der Sache näherkommen. Spekulationen soll man aber in schnellen Schlussfolgerungen eben nicht machen.

## Fragenbeantwortung

Ich sehe, dass wir mit der Zeit sehr weit fortgeschritten sind, und wir könnten natürlich viele weitere Beispiele und Inhalte benennen, jedoch erscheint es mir wichtig, dass wir noch zum Gespräch kommen. Wir können auch Fragen und Anliegen benennen, die das weitere Thema dieser Tagung, die Ernährungsfrage, mit einschließen.

**Frage**: Wie machst du das, dass du das schauen kannst?

Das ist sehr interessant. Die grundsätzliche Übung, die dann aber schon modifiziert werden muss, besteht darin, dass man auf ein Phänomen, auf einen Menschen oder auf eine Handlung eines Menschen so hinschaut, dass dieses Objekt mit der Zeit aus sich selbst sprechen kann. Hierzu muss man sich selbst vollkommen zurücknehmen, aber nicht zurücknehmen in einen schläfrigen, träumenden oder bewusstlosen Zustand, sondern im vollreifen Bewusstsein, so dass sich damit eine Konzentration der ganzen Gegenwärtigkeit freisetzt, bis sich schließlich das Phänomen mit der Zeit selbst ausspricht.

Im Yoga haben wir etwas ähnliches: Man setzt sich mit der Übung so lange objektiv auseinander, bis eine Kraft aus dem Bild oder aus der Sache selbst hervorgeht und einem entgegenfließt. Normalerweise ist man gefangen durch sich selbst, weil man beispielsweise wissen möchte, wer diese oder jene Person im früheren Leben war. Nun muss dieser Wille aber zurückweichen und trotzdem die Fragestellung mit der ganzen Aufmerksamkeit objektiv bestehen bleiben. Das ist natürlich Übungssache und es ist eine Anforderung. Man darf sich am Anfang nicht zu viel erwarten, aber man wird bemerken, dass man in seinen Bewusstseinskräften stärker wird, selbst wenn man noch kein Ergebnis findet.

**Frage**: Woher weißt du diese Hindurchgänge durch die Planetensphären?

Das ist Studiensache. Es ist zwar altes geistiges Wissen, das am deutlichsten und besten bildhaft bei Rudolf Steiner beschrieben ist. Ich habe es aber nicht nach Rudolf Steiner geschildert. Er gab mir Hinweise und Anregungen, dann begann ich aber selbst so lange zu forschen, bis ich zu den Ergebnissen gekommen bin. Grundsätzlich handelt es sich um ein altes Weisheitswissen, das Rudolf Steiner selbst wieder aus Anregungen von weisheitsvollen Mysterienschulen gewonnen hat. Rudolf Steiner konnte dies mit Exaktheit schauen. Das ist bewundernswert. Eine solche Leistung hat es vermutlich in der Menschheit nie gegeben, wie Rudolf Steiner dies in dieser Exaktheit schauen konnte. Ich bin schon froh, wenn ich eine Sphäre, zwei oder drei Sphären einmal schauen kann und dann schwitze ich schon ordentlich.

Den Gang der Seele im Nachtodlichen zu schauen ist schwieriger als zum Beispiel die Ätherkräfte zu schauen. Aber damit man die Ätherkräfte schauen kann, muss man erst einmal Kunde von den Äthern einholen. Hierzu habe ich für das Ernährungsbuch zu den vier Ätherkräften, Wärmeäther, Lichtäther, chemischer Äther und Lebensäther Skizzen anfertigen lassen.

Der Lebensäther beispielsweise sammelt sich zu einem Punkt und strahlt dann unmittelbar wieder frei aus. Er beschreibt die Sammlung zu einem Punkt, und aus dem heraus strahlt das Kräftewirken wieder aus. Ein solches Bild ist eine kleine Hilfe, damit man einen Anhaltspunkt hat, auf was man achten kann. Dann kann man fragen: Gibt es so etwas im Menschen, dass sich etwas sammelt und dann wieder ausstrahlt? Mit der Zeit gewinnt man eine Empfindung, wann und unter welchen Bedingungen es dies gibt. So tastet man sich langsam zu einem empfindsamen Bewusstsein, das nach und nach immer mehr Klarheit und Erkenntnis gewinnt. Das heißt, man lernt zum Beispiel den Unterschied kennen, ob in einer Nahrung Wärmeäther oder kein Wärmeäther enthalten ist. Man entwickelt diese Empfindung: Was ist der Wärmeäther? Aber hierzu studiert man den Wärmeäther, wie er beispielsweise im Ernährungsbuch beschrieben ist (s. das Symbol des Tetraeders). Da haben wir einen Kreis, der sich zur Mitte zentriert und indem man sich auf diese Weise nach und nach vortastet, wird die Seele reichhaltiger.

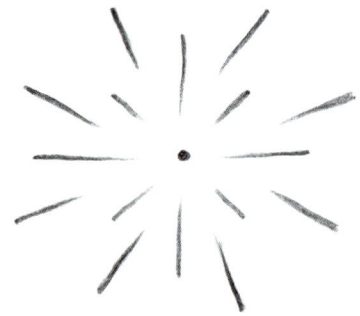

Zeichnerische Skizze zum Lebensäther

**Frage**: Entstehen Depression oder Magersucht durch weniger qualitative Ernährung?

Magersucht ist eigentlich, wenn man es metaphysisch betrachtet, ein Problem der Lunge. Es mangelt an Lebensätherkraft und kompensatorisch wird man deshalb mit der Nahrung ein unendliches Konfliktpotential säen. Die Depressionen sind ein anderes großes Problemfeld. Depressionen sind am meisten dann vorhanden, wenn der Mensch seinen Möglichkeiten im Denken, Fühlen und durchaus im Willen nicht mehr richtig Folge leisten kann. Ein Ernährungsproblem würde ich aber weniger darin sehen.

Depressionen entstehen auch durch entsprechende Belastungen, die dem Menschen so leise und heimlich sein Wertgefühl absprechen. Man versucht heute Depressionen mit Schlafentzug für eine Nacht zu therapieren. Wenn sich der Menschen dazu erzieht, eine Nacht einmal nicht zu schlafen, dann muss er seinen Willen ständig gegen die Müdigkeit aufrichten und durch diesen Willenseinsatz wird er doch wieder etwas mehr gegründet in sich selbst. Die günstigere Möglichkeit wäre aber, sich Ziele zu setzen und diese Ziele anhaltend, trotz eventuellen Misserfolgs, immer weiter zu verfolgen, denn dann ist nicht mehr die eigene Gefühlslage, die in der Depression überwiegt, vorherrschend, sondern dann geht es um einen nächsten Lebensschritt. Man will dann über das bereits Bestehende hinaus noch etwas entwickeln.

In der Depression neigt man zwar dazu, Zuflucht zum Therapeuten zu suchen oder Zuflucht zu einem Mittel, das die Depression ablöst. Und man wird sich in einer Situation befinden, in der man zu sich sagt, man müsste zwar etwas tun, aber man hat das Gefühl, man kann es nicht. Und dennoch würde ich in der Zielsetzung und im Verfolgen von selbstgewählten Zielen die wesentliche Voraussetzung dafür sehen, dass der Mensch doch wieder seine Grenze überschreiten lernt. Es sind diese Visionen zwar schwierig, man kann sie aber als solche dennoch zur Kenntnis nehmen, denn welche Mittel gibt es sonst, die wirklich effektiv gegen Depressionen sind, außer Antidepressiva zu sich zu nehmen?

Es ist nach dem ersten Vortrag noch eine Frage im Raum geblieben und die lautete etwa sinngemäß: Man kann sich mit dem *Was* auseinandersetzen, aber das *Was* ist nicht so wichtig zu nehmen, viel wichtiger ist die Frage nach dem *Wie*. Wie bereitet man eine Nahrung zu und wie entwickelt man eine Beziehung zur Nahrung und wie wird man dabei schöpferisch tätig?

Man stellt sich beispielsweise die Aufgabe, den Wärmeäther erkennend zu erfassen, und studiert damit den Wärmeäther. Aus diesen Studien entwickelt man eine intensivere Beziehung zur Nahrung. Indem man sich gewisse Ziele setzt und diese erreichen möchte, entwickelt man immer mehr Beziehung zu den verschiedenen Umständen. Man betrachtet die verschiedenen Nahrungsmittel und Zubereitungen intensiver und gewinnt so einen Sinn für die Qualität der Nahrung und ihre Zubereitung. Ziele müssen wir uns deshalb immer wieder setzen, Ziele natürlich am besten auch im Sinne einer geistigen Dimension. Wenn man das Ziel hat, entsprechende Erkenntnisse zu gewinnen, dann wird man auch ein Buch über dieses Thema aufmerksamer lesen und man kann davon ausgehen, dass man immer mehr Anregungen gewinnt und schließlich auch Ergebnisse entstehen.

**Frage**: Es gibt so viel Aggression und Gewalt in der Produktion der Nahrungsmittel. Wie können wir das ändern? Wann wird die Beziehung zur Nahrung sich ändern, wenn das unseren Kinder nicht gelernt wird in den Schulen? Sollte das nicht in den Schulen gelernt werden?

Aggressionen gibt es natürlich sehr viele auf verschiedenen Gebieten und auch auf dem Gebiet der Ernährung. Es ist günstig, wenn man sich gar nicht zu viel mit den Aggressionen beschäftigt, sondern viel mehr an dem arbeitet, was man zur Aussage im besten Sinne bringen kann. Ich habe beispielsweise ein Aggressionspotential in meinem Nacken, das kaum vergleichbar ist, aber das Schlimmste ist es für meine Gegner, dass ich immer wieder eine Ebene aufzeige, die darüber hinausgeht. Wenn man heute Demonstrationen sieht, dann ist eigentlich deutlich, dass meist ein Mangel besteht und man noch gar nichts Besseres anbieten kann. Würde die Demonstration tatsächlich das erstrebte Ziel erreichen, beispielsweise einen Politiker stürzen, dann ist damit doch noch nichts Konstruktives vorhanden.

Es stellt sich deshalb die Frage: Was braucht der Mensch? Was braucht das menschliche Miteinander? Was braucht die Kultur? Welche Werte brauchen wir für die Zukunft, damit man weniger Aggressionen projizieren muss? Und damit sind wir in unseren geistigen Studiengängen, beispielsweise in der Auseinandersetzung mit Ernährung.

Damit hoffe ich, dass wir aus diesen Gedanken einen Inhalt gut behalten können, nämlich die Frage: Was bleibt frei von *karma*? All das, was der Mensch selbst hinzufügen lernt, was einer Universalität entspricht und er selbst gut ausdrücken lernt, bleibt frei von *karma*.

Der Titel des Buches „Ernährung und die gebende Kraft" deutet bereits auf diese geistige Kraft und freie Ebene hin, die wir so nach und nach verstehen lernen.

Ich bedanke mich für das Zuhorchen, für das Mitdenken und Mitarbeiten und ich hoffe, dass hier in Belgien, dort wo wir den Lebensäther gut fundiert vorfinden, dieser Lebensäther auch zu seiner würdigen Entfaltung kommt. Für alles Weitere beste Wünsche und bestes Gelingen auf allen Wegen der Auseinandersetzung.

# Literaturempfehlungen

## Ernährung und die gebende Kraft des Menschen
### Die geistige Bedeutung der Nahrung

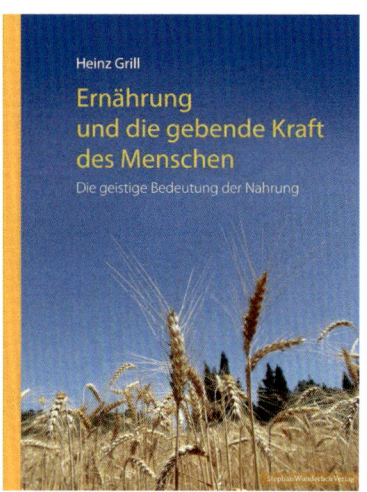

Heinz Grill betont in diesem Werk die Beziehung, die der Mensch zur Nahrung gründet. Diese Beziehung kann sich in der großen Bandbreite von Sinnlichkeit bis hin zu einer tief empfundenen Begegnung mit der Nahrung ausdrücken.

Die Beschäftigung mit den Nahrungsmitteln und deren geistigen Hintergründen eröffnet eine große Freiheit gegenüber den heute sehr leicht entstehenden Einseitigkeiten und Spezialisierungen in den Ernährungslehren.

„Die Nahrung trägt die Ätherkraft der Natur im Sinne von Licht und Wärme wie auch von harmonischen Substanzen und einer natürlichen Reinheit weiter. Diese Ätherkräfte sind feiner als die äußere Kraft der wägbaren Substanz. Je nachdem, wie die menschlichen Hände, die Sinne und die Gedankenideen nun an dieser bereits von der Natur vorbereiteten Ätherkraft des Nahrungsmittels arbeiten, können entscheidende Veredelungen und großartige heilsame Bereicherungen entstehen.
Je weisheitsvoller jemand mit den Nahrungsmitteln umgeht und diese in den Dienst der Menschheit bringt, desto mehr schafft er für andere Menschen Ätherkräfte zusätzlich zu jenen der Natur."

# Das Wesensgeheimnis der Seele

## Die Organe des Menschen, ihr seelischer Zusammenhang und die Möglichkeiten eines spirituell orientierten Bewusstseinsaufbaues

### Vier große Entwicklungsprozesse

Dieses Buch „Das Wesensgeheimnis der Seele" dürfte das Hauptwerk von Heinz Grill sein. Anhand der vier Organe Herz, Niere, Leber und Lunge beschreibt der Autor vier große Aufbau- und Entwicklungsprozesse im sozialen und pädagogischen Umgang und gibt damit wertvolle Anregungen für Therapeuten, Pädagogen und allen, die künstlerische und soziale Prozesse gestalten wollen.

Neben den Aufbauprozessen der Seele finden sich in dem Buch Erklärungen und praktische Therapieansätze zu den verschiedenen psychischen Erkrankungen.

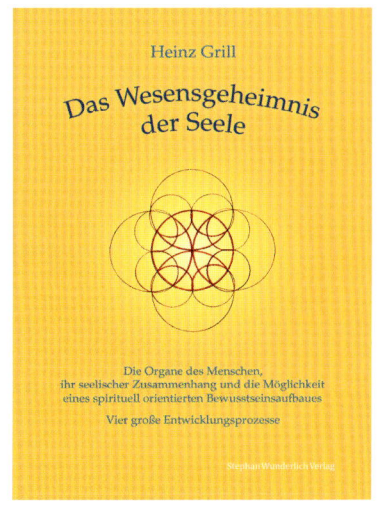

„Durch das Erlernen des spirituell-sozialen Prozesses gewinnt der Übende auf allen Gebieten des Lebens eine gute Verbindung zu seinen Mitmenschen bei gleichzeitiger größtmöglicher Wahrung der Freiheit. Jene Ätherkräfte, die sich auf dieser Grundlage entwickeln, stärken den physischen Leib, ordnen das Seelenleben und erheben die geistige Kapazität."

## Kosmos und Mensch

Ein Weg der Selbsterkenntnis und Selbstheilung durch das Studium des Yoga und der Anthroposophie, sowie der Anatomie und Physiologie des Körpers

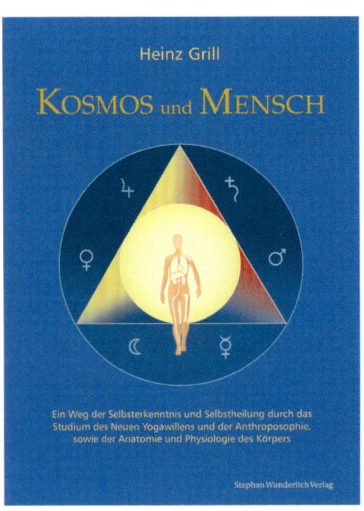

Das Buch lenkt den Blick auf den menschlichen Körper und seine Eingebundenheit in die großen kosmischen Rhythmen. Es enthält zahlreiche Fotos von künstlerischen Yogastellungen, die durch ihre Schönheit faszinieren.

Therapeuten, Yogalehrer und Yogapraktizierende, sowie alle an Gesundheit und seelisch-geistiger Entwicklungsansätze Interessierte finden darin Anregungen zur praktischen Entfaltung von Heilungs- und Selbstheilungskräften.

„Was kann der Begriff Entwicklung darstellen? Die verborgene Einwirkung von unsichtbaren, jedoch real denkbaren und heute so schwer annehmbaren Geistdimensionen trägt das Leben in eine tatsächlich vorhandene Entwicklung."